脊柱常见疾病的微创治疗

贾宝欣　编著

U0335462

吉林科学技术出版社

图书在版编目（CIP）数据

脊柱常见疾病的微创治疗 / 贾宝欣编著. -- 长春：
吉林科学技术出版社, 2022.8
ISBN 978-7-5578-9555-6

Ⅰ.①脊… Ⅱ.①贾… Ⅲ.①脊柱病 – 显微外科学
Ⅳ.①R681.5

中国版本图书馆CIP数据核字(2022)第135884号

脊柱常见疾病的微创治疗

编　著	贾宝欣
出版人	宛　霞
责任编辑	孟　盟
封面设计	潍坊高新区行人广告设计中心
制　版	山东道克图文快印有限公司
幅面尺寸	185mm×260mm
字　数	300 千字
印　张	11.5
印　数	1-1500 册
版　次	2022年8月第1版
印　次	2023年3月第1次印刷

出　版　吉林科学技术出版社
发　行　吉林科学技术出版社
地　址　长春市福祉大路5788号
邮　编　130118
发行部电话/传真　0431-81629529 81629530 81629531
　　　　　　　　　81629532 81629533 81629534
储运部电话　0431-86059116
编辑部电话　0431-81629518
印　刷　三河市嵩川印刷有限公司

书　号　ISBN 978-7-5578-9555-6
定　价　128.00元

目 录

第一章 绪 论

一、概述

当今微创外科十分深入人心，但是如何给微创下个定义呢？不同的观点有不同的概念。微创是借用非传统的特殊工具，如穿刺针、扩张管道、内镜、X线机、电视机等，达到手术组织创伤少、住院时间短、患者心理创伤小，但手术效果与传统手术相仿的新术式。

微创中的新工具是很重要的，一般来说不会应用传统手术的工具。用传统工具结合传统术式完成的小切口手术不能列入微创范畴，这只能认为靠的是经验和能力。组织创伤少是指手术内外损伤范围一致，不是外面切口小，里面损伤大的倒三角形创伤。由于组织创伤少，所以伤口愈合快，住院时间短。这两项加起来的效果就是患者心理损伤小了，乐意接受这个手术。最后手术效果一定不能比传统手术差，这是治疗的目的。为了微创而手术效果差是任何人都不会接受的。

与脊柱外科的范围一样，脊柱微创外科（minimally invasive spine surgery，MISS）的内容非常广泛。其中最重要的有脊柱退行性变、脊柱骨折、脊柱畸形、脊柱结核和炎症等。阶梯治疗的现代概念是首先对患者进行保守治疗，如保守治疗无效，则在进入传统外科治疗之前要思考能否进行MISS治疗。传统手术有很多优点，但是创伤太大，并由此带来了一系列的并发症。现代外科的发展趋势是手术的微创化、有限化和智能化。MISS的范畴很广，包括以下几种：①经皮穿刺技术：最早的经皮穿刺是1964年美国学者Smith用长针头从皮肤穿刺经过软组织进入突出的椎间盘，注射可以溶解髓核的木瓜酶。此后，各种经皮穿刺技术如雨后春笋，五花八门，包括了目前最先进的椎间孔镜（transforaminal en-doscopic spine system，TESSYS）技术都是经皮穿刺；②内镜技术：目前几乎所有类型的椎间盘突出症状都可以在内镜下进行切除。内镜技术是通过现代光学技术，把光纤内镜送进手术区，在立体电视的配合下放大手术野，使术者更清晰地看到术野的各种微细解剖，配合止血系统和自动冲洗系统，使手术达到精准安全。现在的内镜也是琳琅满目，如显微内镜、椎间孔镜、腹腔镜和胸腔镜等；③小切口技术或小切口加内镜技术：如胸椎特发性侧弯矫正，就可以用几个小切口置入内镜进行手术操作；又如人工腰椎间盘置换术可以在腹部做一个小切口，置入AO的环状拉钩，使术野充分暴露，效果与传统手术相当；④显微镜技术：通过小切口和自动拉钩，应用手术显微镜进行操作，就像外科手术的技术一样被称为"钥匙孔手术"，显微镜放大10～30倍，也能达到精准安全的目的；⑤扩张管道技术：目前后路或椎间孔入路的椎体微创融合技术都可以通过小切口加特殊扩张管道进行。这些扩张后的管道可提供足够的视野便于术者操作，也可以借助内镜进行；⑥经皮椎弓根或螺钉固定技术：这一概念是利用C形臂机进行体外定位，经皮肤小切口置入椎弓根钉或特殊部位的螺钉固定，最后用特别的器械如置入棒，达到固定的目的。

二、我国MISS的现状

我国MISS的发展是紧跟国际先进步伐的。20世纪60年代，美国率先经皮穿刺注射木瓜酶到突出的椎间盘内，以溶解病变的髓核。我国在20世纪70年代发明了胶原酶经皮注射到椎间盘内溶解髓核，两者性质一样。20世纪70～80年代，日本开始经皮穿刺抽吸椎间盘；美国开始用关节镜经椎间孔入路切除椎间盘髓核。我国则在20世纪90年代开始了这两项手术。

我国MISS出现过两波高潮。第一波是20世纪90年代末的脊柱显微内镜（micro-endoscopic disectomy，MED）高潮。1997年，美国枢法模公司发明了MED，1999年传到中国，在中华大地掀起了波澜。几年间，除了香港和台湾，MED覆盖了各大省市医院。2001年，美国脊柱微创学会中国分部在广州成立；2003年，中华医学会骨科分会在广州成立了全国首个微创学组；2004年，中国康复医学会脊柱脊髓专业委员会在温州成立了MISS学组。此后，各省市骨科学会都相继成立了微创学组。学术会议此起彼伏。据不完全统计，2002年全国完成MED手术共4628例。同时，MISS的另一种特色性手术是椎体成形术治疗骨质疏松症的椎体压缩性骨折。虽然这个术式在20世纪80年代从法国开始，但真正大量用于临床的是20世纪90年代末的美国。2000年初，广州、苏州先后开展了这项手术。由于这项手术简单可行，效果立竿见影，很快在县级医院都得到普及。这两种手术是MISS的标志性手术。虽然早期由于处在学习曲线期间，发生了一些并发症，但是由于每年都有全国性MISS研讨会，大家的学术水平提高很快。

21世纪前10年的后期，第二波全国性的微创高潮又随着经皮椎间孔镜技术（TESSYS）的开展火热起来。TESSYS的优点是比MED更精准、更微创。当然它代替不了MED，因为MED除了椎间盘突出症外，对椎管狭窄症等有更多的内涵。但TESSYS对于初发或复发的椎间盘突出症的治疗确实更优越。第一个高潮的标志是除了MISS学术研讨会此起彼伏之外，中国人的MISS走向了世界。我国学者踊跃参加国际MISS会议，国际MISS权威也频频参加我国的MISS学术会议。第二个标志是国家卫生健康委员会组织MISS专家，制定了脊柱内镜临床应用规范。这意味着从国家层面上来说，这一技术已得到认可，使那些恶意攻击MISS的所谓专家没有市场。这次高潮的成果是许多三甲医院正式成立MISS科室，使MISS沿着正规化道路前进。

三、我国MISS医生培养的构思

MISS技术是一项脊柱外科领域的技术革命，与传统的脊柱外科手术有很大的区别。一名有丰富经验的脊柱外科医师要想掌握MISS手术技术仍需接受微创技术的系统培训。为确保患者安全，尽快培养出更多合格的MISS医师，制订详细的培训方案是十分必要的。

（一）MISS医师的条件

MISS医师必须是能独立开展常规脊柱外科手术的脊柱外科医师。理由是MISS手术中常遇到病情变化，或术中出现并发症而须转为常规的脊柱外科手术，只有专业的脊柱外科医师才有能力处理这种情况。因此，只有具有一定的脊柱外科手术经验的医师才有信心和能力去开展MISS手术。

（二）理论学习

理论教育是MISS手术医师培训的第一步。脊柱外科医生必须参加有经验的MISS医师主讲的理论课，掌握MISS手术的适应证和禁忌证、MISS手术仪器的工作原理及器械的功能和使用方法、手术操作技巧要点及并发症的防治措施。只有具备丰富的MISS基本知识，才能尽快成为一名合格的MISS医生。

（三）技术培训

任何学习都有学习曲线，最好的技术培训首先应利用训练器进行模拟操作，这是非常有效的操作训练方法，尤其是腔镜或内镜下操作，可以达到手眼配合、操作协调。目前，国内外已有计算机模拟训练，证实有很好的实用性。动物实验是MISS技术训练中的一项重要内容，它可给受训者提供一个与临床实际条件相似的施行手术的机会，MISS医师要熟练掌握操作技术没有比动物实验更好的方法。

（四）临床实践

经过理论学习、模拟训练和动物实验后，需经过临床实践方能成为真正的MISS医师。临床实践可以通过观摩手术和手术实践，通过有经验的指导医师带教，达到学习的目的，为今后利开展微创脊柱手术奠定基础。

MISS技术并非是独立的专业，它是常规脊柱外科手术的进展和创新，对医生和患者都具有吸引力，而且具备逻辑学基础。MISS技术具有局限性和高并发症发生率及医疗风险。因此，要求脊柱外科医生应具备传统开放手术的操作技术、优良的麻醉技术、各种特殊器械使用及术后处理技能，熟悉局部解剖结构和变异知识，具有有效防治并发症的措施。只有这样才能扩展脊柱外科医生的思维、视觉和行为空间，顺利开展和发展MISS技术。

一个医学新概念的诞生必须经过循证医学和伦理学的检验，只有通过反复实践、前瞻性研究和长期随访才能得出最终结果。这就需要脊柱外科医生不断努力，将困难和风险留给自己，把幸福、美好带给患者。经皮穿刺手术技术中，无论哪一种，都有其严格的手术指征。一般而言，这些技术的适用范围主要为经保守治疗无效的单纯性腰椎间盘突出症，而对于伴有腰椎管狭窄或纤维环钙化的椎间盘突出、手术后复发性间盘突出以及脱出或游离型病变则需要谨慎对待。

由于MISS的发展迅速，随之带来了诸多亟待解决的问题，如操作规范化问题、适应证和禁忌证问题、统一评价标准问题等。这些问题如果得不到及时、合理地解决，就无法进行科学的分析，无法得到科学的结论，必将影响到MISS的健康发展。因此，我们必须理智对待MISS技术。所谓理智就是既要积极又要慎重，就是以科学的态度、实事求是的态度对待它，既不要盲目追求，又不要置若罔闻。每一种新生的事物，无疑都存在这样或那样的不足，我们有责任、有义务去不断地完善、不断地改进，使新技术更好地造福于人类。

四、脊柱微创外科的简史

脊柱微创外科的历史实际上是经皮穿刺技术和内镜技术的发展史。

1. 真正有临床意义的脊柱微创外科（minimally invasive spine surgery，MISS）是在1964年，Smith报告应用木瓜蛋白酶经皮穿刺注射到椎间盘髓核以溶解突出的间盘。其有效率为85.2%。但是，其主要并发症是一旦木瓜蛋白酶溶液漏到硬膜内，可能溶解马尾，导致严重事故。国内应用胶原酶溶解髓核，也产生了类似的并发症，为大部分骨科医生不能接受。到了1975年，日本 Hijikata首先报道了经皮穿刺抽吸技术治疗椎间盘突出症，开创了脊柱经皮穿刺技术的新纪元。但是，这种抽吸只能达到椎间盘减压作用，吸出的组织不多，很快被激光消融技术所代替。激光有不同类型，如CO_2激光，Ho：YAG激光和KTP激光等。其作用原理是使髓核组织消融气化，减小椎间盘压力，神经根压迫随后得到缓解，从而达到治疗效果。但是，由于是热消融，患者术后会有腰痛及一过性神经根刺激症状。1984年，德国 Ascher等报告CO_2激光有效率为70%～80%。1992年，Choy报告333例，竟然无1例有并发症。由于热消融始终有可能灼伤神经，2000年后出现了冷消融。据报道有效率也达到86.4%。其实，冷消融也可以冻坏神经，患者术后会有一段时间腰痛。因此，只适合限制型的椎间盘突出。

2. 1983年，美国 Kamin应用关节镜（arthroscopic microdiscectomy，AMD）切除9例突出的椎间盘，宣布了脊柱内镜技术的开始。他提出了关节镜入路解剖是在后关节、椎体后缘与神经根所构成的安全三角，称之为 Kamin三角。到了1989年，Kamin继续报告AMD治疗100例椎间盘突出症，其优良率达到87%。后来美籍华人 Anthony Yeung改良了笨重的关节镜，创立了YESS系统。其基本原理是经 Kamin三角穿刺进入椎间盘，从内到外（in-out）切除病变髓核。他报告500例椎间盘突出症，有效率达86%。但是缺点是盲切，看不见神经根。常常在$L_5 \sim S_1$的穿刺中碰到困难。

3. 1997年，美国 Foley和 Smith发明了脊柱后路内镜椎间盘切除术（micro-endoscopic discectomy，MED），其基本操作和传统椎间盘切除术相同，但是所有步骤在内镜下完成。MED在我国受到骨科医生的欢迎。2000年，国内刘尚礼等报告137例MED结果，优良率达93.4%。综合文献，MED的临床疗效与传统手术相仿，但切口小、组织损伤少，很快在全国得到推广和普及。

4. 2004年，德国 Hoodlandf创立了经皮穿刺的椎间孔镜系统，全名为 Thomas Hoogland endoscopy spine systems，TESSYS。这种技术是经皮穿刺的技术，在上关节突开一个骨性隧道，内镜直接达到突出的椎间盘表面，从外到内（out-in）切除椎间盘，随后可见神经根松解。Woodland报告262例 TESSYS技术结果，优良率达85.7%。2008年，国内周跃等报告216例，优良率90%，与MED比较无统计学差异。TESSYS技术还可以用于$L_5 \sim S_1$椎间隙入路，甚至$L_{4 \sim 5}$间隙也可以，其基本原理与MED相同。目前，TESSYS技术在中国乃至世界都已得到积极推广，因其能更微创、更精准切除突出的椎间盘，故受到骨科医生和患者的欢迎。

5. 微创腰椎融合是一个概念，腹腔镜切除椎间盘后植骨或应用融合器融合称之为经前路椎体间融合术（anterior lumbar interbody fusion，ALIF），后路MED摘除椎间盘术后放入融合器（B-Twin）谓之经后路椎体间融合术（posterior lumbar interbody fusion，PLIF）。后路经皮螺钉固定后，用扩张管道经椎间孔进行椎体融合称为经椎间孔椎体间融合术（transforaminal lumbar interbody fusion，TLIF）。腰椎外侧方经腰大肌或者腰大肌前方进行腰椎间融合称极外侧椎体间融合术（direct lateral interbody fusion，DLIF）。这些手术都是2000年后发展起来的，由于实用，很快就成了微创常规手术。

6. 腹腔镜技术从1991年就应用到腰椎间盘突出症的治疗中。Obenchain报道了15例$L_5 \sim S_1$的椎间盘切除术，效果良好。之后 Zuckerman于1995年又报道了17例腰椎间盘切除和椎体融合术，同样取得了良好的效果。后来 Osten总结了75例$L_5 \sim S_1$腹腔镜下融合后2年随访，75%的患者术前症状得到缓解。国内张朝跃、吕国华和王文军等在2000年后分别报道了腹腔镜治疗腰椎结核、腰椎间盘切除融合和人工椎间盘置换等。腹腔镜技术无疑在临床上开辟了新的微创途径，但是其缺点也很明显：首先，腹腔镜技术起步之初要和普通外科结合，学习曲线长；其次，腹腔大血管和脏器多，易造成损伤；最后，除了人工椎间盘置换术外，单纯前路融合不牢靠还需要辅助后路椎弓根钉固定。

7. 胸腔镜技术起源于20世纪90年代。美国的 Michael Mack等最先在尸体和动物中研究，1993年，他开展了胸腔镜下脊柱畸形前路松解术。1996年，Pacetti展了世界第一例胸腔镜下矫正脊柱侧弯术，到了1998年，他们报道了50例矫正脊柱侧弯的经验。国内邱勇等于2002年也成功地应用这一技术治疗脊柱侧弯。这一技术的优点是明显的，除了减少创伤与出血外，患者外形也得到了极大的改善；缺点也同样显而易见，例如对于$T_1 \sim L_2$的病灶，由于操作空间小，并不适合。另外，其学习曲线长，适应证较为窄小，只适合侧弯度数较小、柔软度较大的患者。

8. 1984年，法国 Deramondi和 Galibert应用骨水泥注射到C_2的椎体血管瘤获得了成功，开始了椎体成形术（percutaneous vertebroplasty，PVP）的篇章。之后 Kaemmerleni把这一技术应用到椎体转移癌的患者。但是，真正大量应用到临床是从1988年美国Duquesnal将PVP用于治疗骨质疏松症的椎体压缩性骨折以后。2001年，国内刘尚礼等最早报道了PVP治疗骨质疏松的椎体压缩性骨折。由于PVP存在骨水泥渗漏和不能有效改善后凸畸形的缺点，Liebencan IH于2001年研制了一种可膨胀的球囊，在注射骨水泥前扩张球囊，抬高压缩的椎体，可造成一低压空间，当骨水泥注入后使椎体恢复到一定高度，减少后凸畸形。后来，这一技术被称为椎体后凸成形术（percutaneous kyphoplasty，PKP）。同理，以色列学者用一个撑开的塑料网代替球囊，也取得了相似的效果，称之为SKY技术。2005年，国内刘尚礼等对PKP作了详细描述。然而，随着后期的循证医学分析结果表明PVP与PKP无统计学差异，就不再强调孰优孰劣了。

9. 微创技术中，经皮椎弓根钉固定技术因为实用，进展飞快。1977年，Magerl首先提出经皮腰椎后关节螺钉交叉固定治疗骨折。1999年，Wiesner等提出了经皮椎弓根钉固定的临床意义。2001年，在Foley等报告美国Medtronic Sofamor Danek公司设计的SEXTANT经皮椎弓根钉固定系统治疗12例腰椎不稳手术成功之后，各种小切口经皮腰椎融合术便发展起来。现在连退变性成人侧弯矫正术都可以应用这一系统。

10. 1998年，美国 Mcafee PC等报告了18例侧前方入路治疗腰椎不稳症，2年随访优良率超过90%，但是存在腰神经一过性麻痹问题。建议术中进行神经监护以减少腰神经损害。国内戎利民等认为适应证还包括椎间盘源性腰痛、人工椎间盘植入及翻修，轻、中度腰椎侧弯等。应用前景广泛。

11. 2003年，Oliveira在解剖研究的基础上进行了首例腰骶轴向融合固定术。其基本原理是从骶前轴向穿刺$L_5 \sim S_1$，然后用螺钉固定。国内戎利民等2009年率先开展这一手术，其切口小、损伤少、恢复快，符合微创手术的要求，值得推广。

12. 2004年，池永龙等在国内外率先应用空心螺钉经皮穿刺固定齿状突骨折10例，其中8例骨性愈合，2例未愈合但临床无症状。这是中国人的原创性手术，在国内外引起关注。之后池永龙团队又在经皮穿刺前路固定$C_{1\sim2}$、经皮穿刺固定髂骨骨折等方面都取得了很好的成绩。

综上所述，脊柱MISS已经取得辉煌的进步。但是科学是无止境的，随着数字化技术的改进，更多的微创工具将被发明。导航技术、智能机器人技术都会慢慢得到普及。MISS将会在脊柱外科占有60%~70%的比重，前景一片光明。

第二章　脊柱脊髓的应用解剖学

　　脊柱是人体的中轴，上承颅骨，下接骨盆，全长纵贯颈（项）、胸（背）、腹（腰）和盆部，其内以椎管容纳及保护脊髓和脊神经根，其外与相邻结构一起围成胸腔、腹腔和盆腔，并对各腔内的脏器起保护作用。作为一个相对完整的功能和结构体系，脊柱既是脊柱外科手术的终端处理目标，同时又因为毗邻众多重要脏器而牵涉诸多临床学科，更因其位置深在、内容重要和毗邻复杂，与脊柱和脊髓相关的临床操作常常被初入临床的医护工作者视为畏途，因其对解剖结构不够熟悉、心中无底之故。因此，从整体上把握脊柱的基本构造、生理功能，尤其是应用解剖学知识，对正确理解和诊断脊柱脊髓疾病、合理选择手术入路及术式、正确开展涉及脊柱和脊髓的微创手术操作等都大有裨益。

　　本章主要述及一些与理解脊柱微创手术处理目标密切相关的脊柱脊髓的应用解剖学知识，以方便读者使用本书获取系统的脊柱外科解剖知识。希望这样的编排有助于读者理解和掌握脊柱微创技术，已经熟悉这部分内容的读者可以直接跳过。

第一节　脊柱的应用解剖

　　幼年时，构成脊柱的椎骨有33块，即颈椎7块、胸椎12块、腰椎5块、骶椎5块、尾椎4块。随着年龄的增加，5块骶椎融合为1块骶骨，4块尾椎融合为1块尾骨，故成人的椎骨共有24块，它们借助椎间盘、韧带和椎间关节等连成脊柱。

　　脊柱作为一个具有支持和运动功能的整体，其稳定性的保持有赖于"三柱"结构的完整。"三柱"概念由Danis于1984年提出，前柱为前纵韧带、椎体前份和椎间盘前份；中柱为椎体后份、椎间盘后份和后纵韧带；后柱为包括关节突、黄韧带、棘上韧带和棘间韧带等在内的椎弓根后方的诸多结构。前屈暴力主要影响前柱，纵向压缩暴力波及中柱，此时发生的椎体骨折常不致影响脊柱的稳定；若同时伴发后柱的损害，则会导致脊柱不稳。因此，在处理突出的椎间盘等病变结构时，对包括椎间关节在内的后柱结构的切除必须慎重，不可随意扩大范围。

一、椎骨的应用解剖

除上、下两端的几块椎骨差异较大外，其余居中的椎骨都具有较为相似的共同形态特征，即由前方的椎体和后方的椎弓组成，椎弓又可分为椎弓根和柱弓板两部分，并伸出一对横突、一对上关节突、一对下关节突和一个棘突共7个突起。

（一）各部椎骨的特征

由于所处的部位不同，各部椎骨所承受的压力和受周围结构的影响也大不相同，因此，在具有相似的共同形态的基础上，各部位椎骨的特征性差别也很明显。

1. 颈椎　是所有椎骨中的最小者，共7个。C_1、C_2、C_7形态比较特殊，属于特殊颈椎，其余4个（C_{3-6}）为普通颈椎，或称典型颈椎（图2–1）。

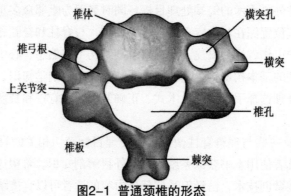

图2–1　普通颈椎的形态

普通颈椎的椎体小，椎体的横径较矢状径大。椎体前面圆，后面扁平，椎体上面两侧隆凸，前后凹陷；下面两侧凹陷，前后隆凸，因此，椎体的上、下面均呈鞍状，使相邻椎体的连接更加稳定。椎体上面两侧呈嵴样的隆起，称为椎体钩或钩突；下面两侧缘相应的部位有斜坡状的唇缘，常说的钩椎关节（Luschka关节）即由上位颈椎的唇缘与下位颈椎的钩突构成。颈椎椎弓根向后外侧突出，椎板则转向后内侧，故围成的椎孔较大，呈三角形。横突短而宽，根部有一个圆形或椭圆形的孔，称横突孔，内有椎动脉和椎静脉通过。横突的末端分裂成前结节和后结节。前结节为肋骨的遗迹，尤以C_6椎体的前结节最大，是颈总动脉压迫止血的主要受力点，故常称其为颈动脉结节；后结节是颈夹肌、斜角肌等颈部肌肉的附着点。上、下关节突的关节面近似水平位，棘突的末端分叉。

（1）C_1：又名寰椎，由前弓、后弓和两个侧块构成，呈环状，无椎体、棘突和关节突，后弓上面有椎动脉沟，椎动脉出寰椎横突孔后即经此沟行向枕骨大孔，此沟到后正中线的距离，以内侧骨皮质计量为10mm，以外侧骨皮质计量则为18mm。前弓正中处，内面有向后凹的后关节面，与齿突构成寰枢正中关节；外面有向前突起的前结节，是上颈椎前路手术用以触摸并判断前正中线位置的重要结构（图2-2）。

（2）C_2：又名枢椎，比其他颈椎多了一个齿突，即由椎体的上面向上发出的指状突起。齿突向上插入寰椎前弓的后面并与之形成寰枢正中关节，是头部旋转运动的解剖学基础（图2-2）。

齿突长约14～16mm，根部最窄且略扁，内外径8～10mm，前后径10～11mm。齿突与椎体不是简单的垂直关系，其长轴与枢椎体下表面约成64°的夹角，在行齿突螺钉内固定术时应予注意。枢椎的椎弓根宽约8mm，高度约10mm，有倾斜的上关节面覆盖，方向为由外下至内上方。横突孔紧靠椎弓根外侧，方向为由内下至外上。椎弓根轴的投影点在椎板上缘下5mm和椎管外侧边外7mm处，向内偏33°，向上偏20°。

（3）C_3：又名隆椎，其形态及大小与典型颈椎相近，但其棘突特长而粗大，呈水平位后伸，末端不分叉而呈结节状，在项背交接部皮下容易触到，是辨别椎骨序数的一个标志（图2-2）。

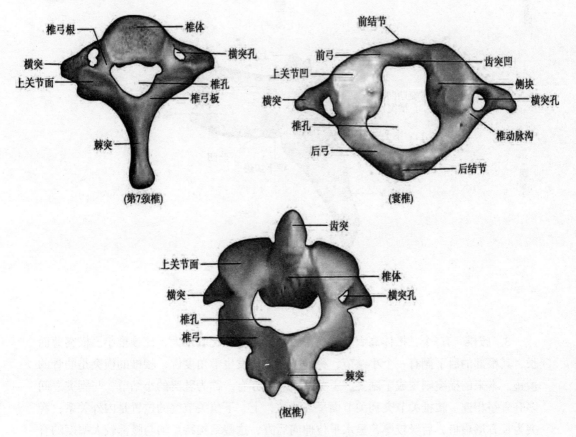

图2-2 特殊颈椎的形态

2. 胸椎　共12个，椎体自上而下逐渐增大。上部胸椎的椎体与颈椎相似，下部则类似于腰椎。椎体的两侧和横突末端的前面有半圆形或圆形的浅窝，称肋凹，分别与肋骨小头和肋结节的关节面相关联。胸椎的上、下关节突和关节面近似冠状位，棘突细长，呈垂直位向下，相邻棘突似瓦片状重叠排列（图2-3）。

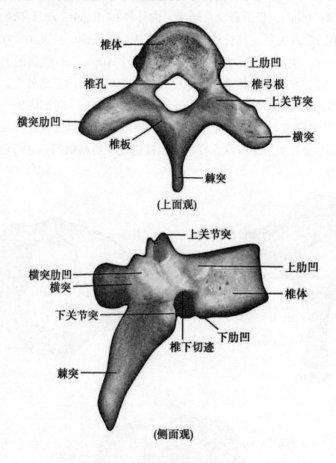

(上面观)

(侧面观)

图2-3　胸椎的形态

3. 腰椎　有5个，椎体高大，椎孔呈三角形，孔径比胸椎大，比颈椎小。横突薄而长，其根部的后下侧有一个小结节，称为副突。从发生学角度说，腰椎的横突是肋骨的遗迹，本来的横突则变成了副突。上关节突后方亦有一称为乳突的小结节，与副突之间多有骨嵴相连。腰椎关节突和关节面呈矢状位，上、下位关节突的位置是内外关系；棘突为长方形扁板，后缘较厚，呈水平位伸向后方，这些结构特点均与腰部较大幅度的脊柱运动相适应。靠近椎弓根处的椎体后缘骨皮质明显变薄，易产生应力集中，在骨折时骨块易由此处进入椎管，压迫脊神经和脊髓圆锥。位于上、下关节突之间狭窄的椎弓部分常称为峡部，腰椎的峡部形态较颈、胸椎明显，并存在一道伸向乳突的骨嵴，称为峡部嵴。峡部嵴与自副突伸向乳突的骨嵴（乳突副突）呈倒V字形相交，现多将此二嵴合称为"人字嵴"，可作为选取腰椎椎弓根穿刺点的一个定位标志（图2-4）。

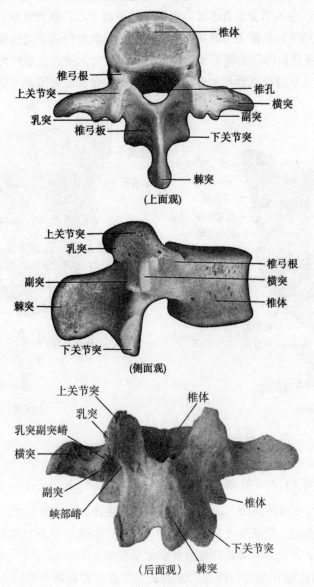

图2-4　腰椎的形态

4.　骶骨　由5块骶椎愈合而成，呈三角形，底朝上，尖朝下。底的上面呈椭圆形，借椎间盘与L₅相接。骶骨上面向前突出的前缘称为骶骨岬，是重要的骨性标志。骶骨的两个侧面各有一耳状面与髂骨的耳状面形成骶髂关节（图2-5）。

在骶骨的骨盆面可见4条横线，为5块骶椎愈合的痕迹。横线的两端各有一孔，称为骶前孔，有骶神经前支及血管通过。骶骨背面粗糙而隆凸，正中的纵嵴称为骶正中嵴，由3～4个结节连接而成，是骶椎棘突愈合的遗迹。骶正中两侧各有一条不太明显的粗线，称为骶关节嵴，由关节突愈合而成。骶关节的下端突出，称为骶角，之间的缺口为骶管裂孔，是骶管的下口。骶关节嵴外侧有骶后孔，是骶神经后支及血管的通路。

5. 尾骨　整体呈三角形，上宽下窄，由3～5块尾椎合而成，是脊柱的终末部分，对于人类为退化之骨，有时与骶骨相愈合。尾骨侧缘有韧带和肌肉附着（图2-5）。

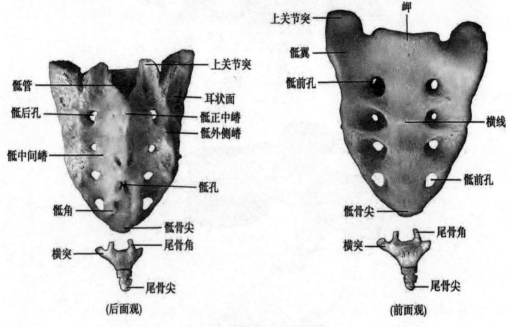

图2-5　骶骨和尾骨的形态

（二）椎骨各部的应用解剖

1. 椎体　表层的骨密质较薄，内部的骨松质是其主体。构成骨松质的骨小梁按压力和张力方向有序地排列，形成一个以椎体前面为基底，以椎体中央为尖顶的骨小梁密度较为稀疏的锥形区，因此，椎体的压缩性骨折常呈楔形（图2-6）。

椎体的上、下面在青春期前为两片完整的透明软骨。青春期开始后，在透明软骨周围部分会出现环状的次级骨化中心，称为骺环。至25岁左右，骺环骨化完全并与椎体骨质融合，使椎体上、下面的周缘突出，但透明软骨的中央部分终生不骨化，并与椎间盘相贴而存在。从发生学看，此层透明软骨当归属于椎体，但临床上却从应用角度将其视为椎间盘的一个有机组成部分，称之为终板或软骨板。

由于负重自上而下逐渐增加，椎体的横断面积也随之自上而下逐渐增大，L_5达到极致，此腰椎横断面积约为C_3的3倍，从而保证它们在单位面积上承受的压力基本一致。

椎体上、下缘的骨赘是椎间盘退变后椎体进行功能代偿的产物，有其积极作用的一面，但如果骨赘压迫附近的神经根、椎动脉、自主神经丛，甚至脊髓，则需要对其进行处理和治疗。

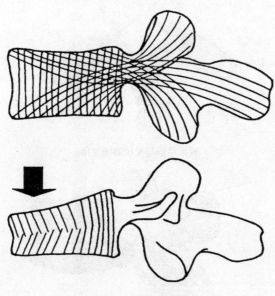

图2-6 压缩性骨折

2. 椎弓　包括两侧的椎弓根和椎弓板，与黄韧带一起围成椎管的侧后壁。

（1）椎弓根：前端接椎体，稍宽，骨密质较椎体厚，但骨松质仍较多；后端接椎板，横突和上关节突附于其侧面和上面，是应力集中部，几乎全由骨密质构成，是椎骨最为坚固的部分，也是临床上常选用的螺钉固定点。椎弓根与椎板交界处，位于上、下关节突之间的部分较为缩窄，称为峡部，以腰椎最为明显。从峡部旋入螺钉，向前通过椎弓根全长可直入椎体侧部。

由于椎弓根结构个体差异较大，特是胸椎，尽管对其进行的调查可谓不少，但各家的数据和结论却难以全面吻合，故在此亦不一一列出。总的情况是，胸椎椎弓根的高度大于宽度，其截面近似椭圆形，其宽度可以容纳直径在4~5mm的螺钉。胸椎椎弓根轴线从关节突至椎体前缘的长度在3.3~4.7cm，以T_4为界，以上<4cm，以下>4cm。椎弓根与矢状面有一定的斜角度，$T_{1~10}$椎弓根轴线与矢状面的夹角在15°~23°之间，与水平面的夹角在10°左右（图2-7），故螺钉的钻入在胸椎应有相应的方向和角度。

不同节段胸椎椎弓根后缘中点与相应横突根部有比较恒定的位置关系。T_1、T_2椎弓根及横突均位于椎体上半部，椎弓根的中点对应于横突根部中点；$T_{3~10}$由于横突位置逐渐下移至椎体中1/3部，而椎弓根仍位于椎体上半部，因此，椎弓根中点对应于横突上；T_1、T_{12}由于椎弓根矢状径明显增加，加上椎体高度增加，造成横突位置相对上移，椎弓根中点再次对应于横突根部中点。

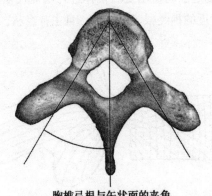

胸椎弓根与矢状面的夹角

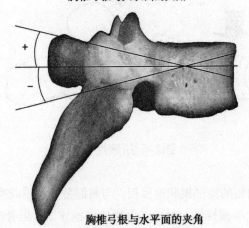

胸椎弓根与水平面的夹角

图2-7 椎弓根的角度

　　椎弓根的高度和宽度从胸椎至腰椎均逐渐增大，据资料显示，其最小值分别为10mm和5.4mm，故选用直径为4~5mm的螺钉仍是合适的。从后向前贯穿椎弓根全长直达椎体前面的总长度从胸椎到腰椎亦逐渐增大，在L_3椎体约为45mm。椎弓根的长轴与矢状面的夹角在下胸椎至L_3均为0°，与水平面的夹角在腰椎几近为0°，螺钉的钻入方向应与之适应。据统计，椎弓根内面与脊髓的距离最近处仅约2mm，椎弓根下切迹比上切迹弧度深，故有学者提出，为减少脊髓误伤的概率，进针的方向宁可稍偏外、偏上，而不宜偏内和偏下。

　　对椎弓根螺钉进针点的确定，定位方法众多，各家的方法和心得均有独到之处。对初学者而言，若以解剖结构明显，容易辨识为依据，以下标志（线）可作参考：①椎板外骨嵴，在腰椎的椎板外缘有一典型的骨嵴，或称峡部嵴，其外或外上方有一凹陷，该处约与椎弓根中心点重叠，可作为腰椎椎弓根穿刺的进针点。现多将该嵴与其外侧的乳突副突嵴合称为"人字嵴"，将进针点定位于"人字嵴"顶点下方凹陷处；②下关节突下缘，该缘与关节突关节面中点垂直线的交点，其外侧3mm处可作为胸椎椎弓根穿刺的进针点（图2-8）。

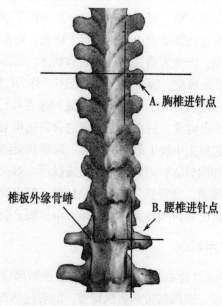

图2-8 椎弓根穿刺定位参考标志

胸、腰椎椎弓根的解剖学测量，起初主要是为椎弓根螺钉技术的临床应用提供参考，对随后发展起来椎体成形术等通过椎弓根入路的脊柱微创手术亦有重要的参考价值。随着影像诊断技术的日益精准和普及，在进行任何椎弓根穿刺操作之前，还需要结合患者的X线片、CT片等确认其椎弓根的相关数据，以确定选取椎弓根螺钉的直径、长度，以及穿刺针的进针部位、方向和角度。现有医疗条件下，应避免机械地利用既往测量数值进行盲穿，以减少对患者的医源性伤害。

（2）椎板：左、右椎板在后正中线上融合，若不融合则形成脊柱裂，多见于L_5～S_2一段。脊柱裂使肌肉缺乏正常的附着点，易致慢性劳损，是腰痛的病因之一。椎板的厚度在腰椎平均为5mm，以L_3的最厚，平均达5.9mm。椎板增厚是椎管狭窄的重要病因之一。切除一侧或双侧椎板以施行椎管减压，或进入椎管探查和切除椎管内的病变组织，是脊柱外科常用的技术手段。

3. 横突　颈椎横突根部有横突孔，其内有椎动脉、椎静脉和缠绕它们的交感神经丛通过。两侧椎动脉98%以上均进入C_6横突孔上行，个别进入C_7或C_5横突孔。有时两侧横突孔大小不一，有时横突孔会出现横行骨嵴将其分成完全或不完全的两个孔，孔的容积因此缩小，这些都可能是形成颈椎病（椎动脉型）的原因之一。

上胸椎的横突较长，下胸椎的横突则较短，从T_1至T_{12}依次递减，L_1横突的长度与T_{12}相仿，L_2横突迅速增长，L_3横突达到最长。显露至关节突后，在其外侧或后外侧的横突上、下容易辨识和显露，也可以作为确定椎弓根穿刺进针点的辅助标志。

大量肌肉和韧带通过在横突和棘突的附着对脊柱的运动和稳定发挥作用。附着于横突的主要结构有腰大肌、腰方肌、竖脊肌、横突间肌、胸腰筋膜（深层）和横突间韧带等。腹内斜肌和腹横肌通过胸腰筋膜也间接附着于横突。众多肌肉的过度牵拉可导致其在横突附着处的慢性劳损，产生无菌性炎症和局部粘连。腰部受扭转暴力，更可致横突骨折。L_3横突最长，受牵扯最重，因而发病机会较多，称为L_3横突综合征。

横突是保证脊柱稳定的重要结构，对腰椎前滑脱的患者可行横突间植骨融合。

4. 棘突 主要由骨松质构成，只在表层有薄的骨密质覆盖。$C_{2\sim6}$棘突末端分叉，C_7棘突不分叉并形成项背区后正中线上最高的隆起。胸椎棘突细长，成覆瓦状自上向下叠盖。腰椎棘突呈平板状伸向后方，因肌腱牵拉后缘较厚。棘突上有众多肌肉和韧带附着，如斜方肌、阔肌、菱形肌、竖脊肌、夹肌、项韧带、棘上韧带、棘间韧带等。暴力使脊柱前屈时，棘突可因棘上韧带和棘间韧带的强力牵拉而分裂成两半或从根部折断。

二、椎骨连结的应用解剖

椎骨借椎骨间的各种连结连成脊柱，这些连结按连结部位可分为椎体间连结和椎弓间连结，前者包括椎间盘、前纵韧带和后纵韧带，后者包括黄韧带、棘间韧带、棘上韧带、横突间韧带和关节突关节等。按连结形式可分为3种，包括软连结（盘）、关节突关节和各种韧带连结。此外，在上、下两端与颅骨、骨盆交接处还有特定的骨连结方式。

（一）椎骨和颅骨的连结

椎骨和颅骨的连结包括寰枕关节和寰枢关节。

1. 寰枕关节 由两侧枕骨髁和寰椎侧块上面的上关节凹构成，是包括左、右侧两个关节的联合关节。关节囊松弛，其内侧部薄弱，外侧部和后部较肥厚，在关节周围尚有寰枕前膜、寰枕后膜以及寰枕外侧韧带等结构。前两者分别连接枕骨大孔前缘、后缘和寰椎前、后弓之间；后者是连接寰椎横突与枕骨颈静脉突之间的韧带，加强关节囊的外侧壁。寰枕关节使头部可沿冠状轴做屈伸运动，沿矢状轴做侧屈运动。

2. 寰枢关节 由3个关节，即2个分居两侧的寰枢外侧关节和1个居中的寰枢正中关节组成。寰枢外侧关节由寰椎的下关节面和枢椎的上关节面组成。寰枢正中关节通常又分为齿前关节和齿后关节，前者由枢椎齿突前关节面与寰椎前连合后面的齿突关节面构成，后者由枢椎齿突的后关节面韧带构成。寰椎横韧带连接寰椎左、右侧块的内侧面，自寰椎横韧带的中部向上、下各发出一条纵行纤维束，分别附着于枕骨大孔前和枢椎体的后面，与寰椎韧带合称"十"字韧带，可限制齿突后移。在"十"字韧带深部，齿突与椎骨之间还有翼状韧带和齿突尖韧带，用以限制头部运动。上述韧带均被从枕骨斜坡连至枢椎椎体后壁的覆膜所覆盖（图2-9）。

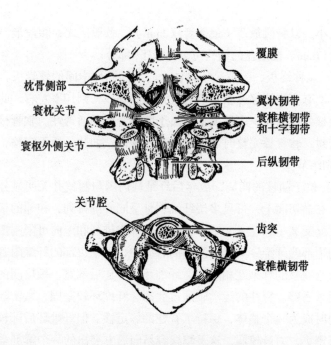

图2-9 寰枕、寰枢关节

图中标注：
- 覆膜
- 枕骨侧部
- 寰枕关节
- 寰枢外侧关节
- 翼状韧带
- 寰椎横韧带和十字韧带
- 后纵韧带
- 关节腔
- 齿突
- 寰椎横韧带

（二）椎骨间的连结

椎骨间的连结有3种形式，即椎间盘、关节突关节和各种韧带间的连结（图2-10）。

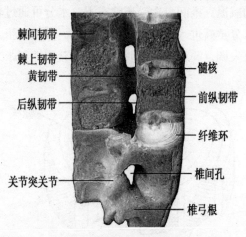

图2-10 椎骨间的连结

图中标注：
- 棘间韧带
- 棘上韧带
- 黄韧带
- 后纵韧带
- 关节突关节
- 髓核
- 前纵韧带
- 纤维环
- 椎间孔
- 椎弓根

1. 椎间盘　是椎体之间的主要连结形式。除C_1、C_2、骶骨和尾骨之外，其他椎骨的椎体之间都以椎间盘相互连结，故椎间盘的总数为32个，其总厚度约为脊柱长度的1/4。椎间盘具有增加脊柱活动和缓冲震荡的弹性垫作用，单个椎间盘的厚薄可反映该段脊柱活动度的大小，以胸段最薄（最薄者仅2mm），颈段次之，腰段最厚，腰骶间盘的前缘更厚，可达17mm。椎间盘的结构可分为以下3部分。

（1）软骨板：又称终板，为覆盖于椎体上、下面骺环中间的软骨板，构成髓核的上、下界。胎儿时期有自椎体穿过软骨板的血管供应髓核，到10岁左右，此血管通道大部分闭锁，其后髓核的代谢在一定程度上取决于该软骨板的通透性。软骨板与纤维环一起将胶状的髓核密封，软骨板完整时髓核不能突入椎体，如软骨板不完整，则髓核可突入椎体形成Schmorl结节。

（2）纤维环：位于髓核的四周，成年后纤维环内圈与髓核并无明显分界。纤维环由纤维软骨构成，在横切面上，可见多层纤维软骨呈同心圆排列，相邻的板层中纤维束排列呈相反的斜度而交叉（30°～60°），这样的纤维排列和走向可限制扭转活动和缓冲震荡。纤维环周边部的纤维穿入椎体骺环的骨质中，近中央部的纤维附着于透明软骨板，中央部的纤维与髓核的纤维互相融合。纤维环前部比后部宽，板层间的间隙大，因此，髓核偏于椎间盘后部。脊柱的运动轴通过此部。纤维环较坚固，紧密附着于软骨板上，使脊柱在运动时成为一个整体，保持了脊柱的稳定性。但纤维环后部较薄弱，板层间的间隙小，板层密集，力量较弱，这是髓核容易向后方突出的一个解剖学因素。

（3）髓核：是一种半流体状富有弹性的冻胶样物质，约占椎间盘切面的50%～60%，并可随外界压力的变化而改变其位置和形态。纤维环和软骨板将髓核固定，使整个椎间盘呈密封状态，髓核在其间滚动，将所受压力均匀地传递到纤维环和软骨板，起到吸收震荡的作用。椎间盘的弹性和张力与其含水量有密切关系，当含水量减少时，其弹性和张力均减退。椎间盘在受压状态下，水分可通过软骨终板外渗，含水量减少；压力解除后，水分重新进入椎间盘使体积增大，弹性和张力增高。随着年龄的增长，水分的脱失和吸收失调，髓核逐渐呈脱水状态，其弹性和张力减退，因而易受损伤（图2-11）。

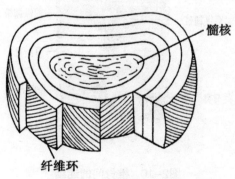

髓核

纤维环

图2-11 椎间盘的结构

需要指出的是，由于颈曲的存在，颈椎间盘前面的高度约为后面的2～3倍。在矢状切面上可见颈椎前面的下缘低于下位椎体的上面，也就是说，颈椎间盘的实际位置比从椎体前面所看到的间隙要高，这在上个椎体前面下缘有增生的骨质向下方突出时更是如此。经前路行颈椎间盘切除时，应注意这种解剖关系，以免过多挖去下一个椎体上面的骨质而把应去除的椎间盘组织残留于上一个椎体的下面（图2-12）。

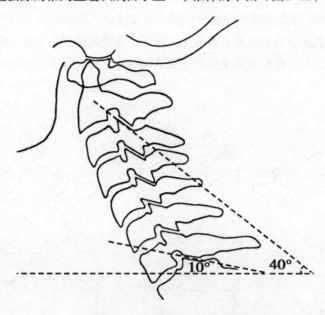

图2-12 颈曲对椎间盘位置的影响

2. 关节突关节　属于滑膜关节，由相邻的上、下关节突的关节面构成。关节囊较松弛，关节面覆盖透明软骨，其游离缘有关节囊附着。在颈部，上关节突朝向后上，下关节突朝向前下，其角度在C_{3-7}为30°～80°，且两侧角度多不相等，相等的仅占20%，角度由上向下依次增加。由此可见，颈椎的关节突关节接近水平位，稳定性较差，在外力作用下容易脱位。在胸部，上、下关节突的关节面几乎呈冠状位，比较稳定；在腰部，关节面近似矢状位，关节囊较薄弱，前方有黄韧带加强，后方有部分棘间韧带加强，下位腰椎的上关节突居外侧（图2-13）。

关节突关节由脊神经后支支配。后支分出的内、外侧支均有小分支分布至关节突关节囊，因此，当小关节移位时，这些神经有可能受到压迫，引起腰背痛，即临床上的小关节综合征。

C_{2-3}关节突关节面与水平面成向前开放的40°～50°角，往下角度逐次减小，至下颈部关节面趋于水平位。颈部关节突关节的关节囊大而松弛，有较大的活动范围，受暴力时易脱位而少骨折。由于关节突不高，半脱位或跳跃性前脱位均可经牵引复位（图2-13）。

胸段关节突关节面呈冠状位且与水平面成角较大，部分关节面近乎垂直排列，关节突较高，连结稳定而活动度小，受暴力时易致关节突骨折。若发生跳跃性前脱位，因交锁较紧，牵引复位较困难，常需手术复位（图2-13）。

　　腰段关节突关节面与地面垂直，关节间隙斜列，至腰骶部则趋于冠状位（图2-13）。关节囊紧张，可容许屈伸和侧屈，但几乎不能旋转（每对腰椎间的旋转只有1°左右），受暴力时易致关节突或峡部骨折，脱位较少。腰椎间关节与黄韧带关系密切。黄韧带不但构成关节囊的前部和内侧部，还于前份参与构成关节窝，即从内侧扩大了上关节突关节面，与上位椎骨的下关节突关节面相贴。有些标本上此处黄韧带的表面出现纤维软骨。

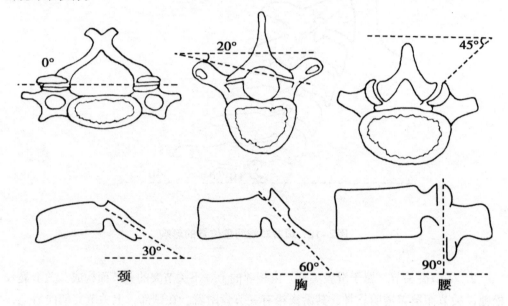

图2-13　关节突关节面的角度变化

　　3. 钩椎关节　又名 Luschka关节或颈椎体关节，见于C$_{2~7}$椎体侧方，是为适应颈部负重及运动逐渐发展起来的，在儿童期及以前并不明显。钩突由椎体上面两侧部的骺环增高形成，与上位椎体下面两侧微凹的唇缘构成关节。两关节面均有软骨覆盖，前、后、侧方均有关节囊包绕，囊的后外侧部纤维层增厚，形成钩椎韧带。由于关节腔无滑膜覆盖，故此关节不属于真正意义上的滑膜关节。

　　钩椎关节的内侧面为椎间盘纤维环的外侧缘，故此关节构成颈椎间盘的前内侧界，其存在使得椎间盘不可能向侧方突出，但也给在颈段进行经皮椎间盘切除术造成了一些困难。而且，钩突在骨质增生时可压迫脊神经根和椎动脉造成病患（图2-14）。

　　4. 脊柱的韧带　在椎体和椎弓及其突起上有多种韧带附着，可加强脊柱连结的稳定性。

　　（1）前纵韧带：位于脊柱的前面，上起于枕骨底部的咽结节和寰椎前结节，下至骶骨上半部。各部韧带的宽窄与厚薄有所不同。在颈、腰两段较宽且厚，在胸段则窄而略薄。而且，前纵韧带在椎体前面不但缩窄变薄，与椎体的连结也较疏松，相反，在椎间盘前面则显宽厚，并与椎间盘和椎体边缘紧密相连。前纵韧带是人体最长的韧带，非常坚韧，具有限制脊柱过伸的功能。前纵韧带由3层并列的纵行纤维束构成，浅层纤维跨越3~4个椎体，中层跨越2~3个椎体，深层则只连接于两个椎体之间。

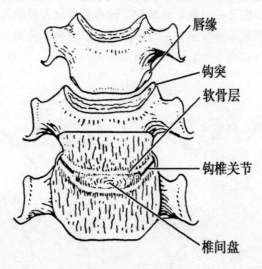

图2-14　钩椎关节

唇缘
钩突
软骨层
钩椎关节
椎间盘

（2）后纵韧带：位于椎体的后部。上自枢椎椎体背面与覆膜相续，下达骶骨，若将覆膜视为后纵韧带的延续，则后纵韧带与前纵韧带一样均起自颅底。后纵韧带的浅层纤维可跨越3~4个椎体，深层只连接相邻的两个椎体，与前纵韧带相比，后纵韧带较薄弱和狭窄，但其宽窄与厚薄同前纵韧带一样在脊柱各部并不相同。在颈椎、上胸段及椎间盘的部分较宽，下胸段、腰椎和各椎体的部分较窄。由于后纵韧带于椎间盘后部变宽并贴附紧密，故椎间盘少有向正后方突出，而以向两侧突出多见。在椎体后方缩窄的后纵韧带，如桥状架于上、下微突的椎间盘之间，与椎体间留有空隙，供进出椎体的血管穿过。

前纵韧带的预张力比后纵韧带约小1/3，但它能承受的拉力约为后纵韧带的2倍，故一般认为前纵韧带主要防止脊柱过伸，而后纵韧带则防止过屈。在椎体压缩性骨折时，前纵韧带发生皱褶，其深面形成压迫性血肿，可挤压两侧及前方的交感神经纤维，产生腹胀等植物性神经紊乱症状。

（3）黄韧带：又名弓间韧带，呈黄色膜状，张于相邻上、下椎板之间，由弹力纤维构成。自C_2椎体至骶骨，共22对。黄韧带于上方起自上位椎骨椎弓板的下缘和前面，向下止于下位椎骨椎弓板的上缘及前面，两侧黄韧带在中线处有一裂隙，有小静脉穿过。

黄韧带的厚度自上而下逐渐增大，在C_2下约1.74mm，C_7下约2.6mm，C_4下最厚可达

4mm。黄韧带在脊柱处于中立位时已呈绷紧状态，预张力比前纵韧带大，在脊柱后伸时可缩短10%并变厚，过屈位时可延长35%~45%。

每侧黄韧带可分为椎板间部和关节囊部，前者纤维纵列，后者从外上向内下斜列。但在腰段略有不同，因其关节囊部的外侧份已不参与关节囊构成，而椎板间部的前份却参与。故在腰段，撇开关节囊而依黄韧带附着方位分为斜部和冠状部似乎更合理，其中，斜部包含了椎板间部并吸纳了部分原关节囊部，余下的关节囊部（包括不参与关节囊的已独立分出的外侧份）为冠状部（图2-15）。

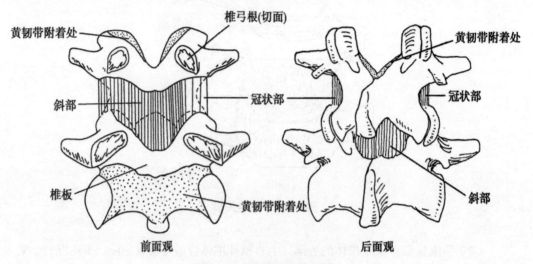

图2-15　腰椎间的黄韧带

腰段黄韧带有两个解剖学特征与临床症状密切相关，一是它直接构成椎间关节囊前内侧壁的部分；二是它直接构成椎间管的前壁。黄韧带前突时于两处均可产生对神经根的压迫。腰段的黄韧带在胎儿及儿童期几乎只有斜部，两黄韧带的夹角为钝角，青壮年以后，由于关节突内聚，椎板内陷，冠状部面积较之前增加，斜部夹角缩小为锐角，加上椎间盘向后膨隆等因素，神经根受压的可能性随之增大。

据统计，黄韧带骨化症在胸段的发生率远高于颈段和腰段，这可能与脊柱胸曲凸向后使黄韧带承受较大的张力有关。由于胸段脊柱活动度较小，故出现症状者少于颈段，但胸段椎管较狭小，一旦出现症状常较为严重。

（4）棘上韧带：呈连续的细索状突起，是一条连接棘突的坚强韧带。上端起自C_7棘突，向下主要附着于L_{3-5}棘突，最远端可至骶正中嵴，由纵行的胶原纤维组成。其深部纤维连接相邻棘突，浅部纤维跨越3~4个棘突，但全长被近乎横行的胸腰筋膜的纤维分割包围。纤维束内，胶原纤维呈波浪状弯曲，在脊柱前屈时被拉直，后伸时复原，具有一定的弹性，但过屈时可受损。

L_3以上的棘上韧带较发达，于中线相接而附着于棘突末端的后方及两侧，能控制脊柱过度前屈。附着于L_4、L_5棘突的棘上已很稀少，L_5以下则几乎没有棘上韧带附着，其空间由竖脊肌腱纤维左右交叉代替，腱纤维束之间有弹性纤维横行连结并向内附着于棘突。棘上韧带在该部的缺失，形成了一个结构上的薄弱区，是$L_5 \sim S_1$棘间韧带损伤远高于其他处的重要原因之一。

由C_7棘突向上，棘上韧带移行为项韧带，作为两侧项肌的纤维隔，有斜方肌等附着其上。项韧带整体呈三角形，其表层的索状部为其后边，张于C_7棘突与枕外隆凸之间；深层的膜状部由索状部发出，向深面附着于枕外、寰椎后结节和$C_{2\sim6}$颈椎棘突，该附着构成三角的前边；底边在上，附着于枕外隆凸和枕外嵴；尖向下，附着于C_7棘突尖。人类项韧带的弹性远小于四足动物，属于退化结构，支持项部肌肉的作用也较小（图2-16）。

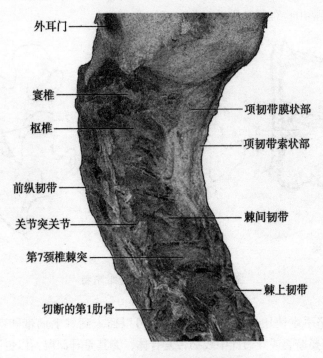

外耳门
寰椎
枢椎
前纵韧带
关节突关节
第7颈椎棘突
切断的第1肋骨

项韧带膜状部
项韧带索状部
棘间韧带
棘上韧带

图2-16 棘上韧带和项韧带

项韧带虽然一直被视为棘上韧带在颈段的延续，但其组织结构与棘上韧带并不相同，主要是由弹性纤维组成，其间可含纤维软骨，故可出现块状或条索状的软骨化或骨化灶。因多见于退变椎间盘节段，故推测是一种代偿性骨质增生的表现，以C_5、C_6棘突后较常见。

（5）棘间韧带：位于相邻椎骨的棘突间，向前连黄韧带，向后移行于棘上韧带，两棘间韧带之间常留有一缝隙。棘间韧带主要由紧密排列的胶原纤维构成，杂以少量弹性纤维，其纤维结构可分三层：两侧浅层纤维由前上向后下；中层纤维由后上向前下。

这种交叉结构可以防止腰部屈曲时椎骨前移和腰伸直时椎骨后移，但其本身却要在这种运动中受到牵拉和挤压。在腰部旋转时，棘间韧带和棘上韧带离旋转轴最远，受到的拉力也大。若竖脊肌和多裂肌软弱或萎缩，则这些韧带承受的应力将更大，特别是在腰骶部，容易受损伤而发生变性。

颈段和胸段的棘间韧带较薄弱，腰段的最为发达。腰棘间韧带左右各一，起自上一椎骨棘突的下缘，纤维斜向下前方，分别附着于下一椎骨的乳突、黄韧带后面和椎板后面的上1／3。附着于下位椎骨棘突上缘的纤维主要来自胸腰筋膜后层，上缘的后1／3尚有竖脊肌腱附着。从棘突间隙弯向下外附着于下位椎板后面的纤维，手术中常被误认为是黄韧带的一部分，从而产生黄韧带特别增厚的报道，连同黄韧带一起被切掉。如先将其翻起保护，减压完毕后还原重建，对保持棘间韧带生物力学上的完整性，预防术后关节失稳及脊膜膨出将有积极意义（图2-17）。

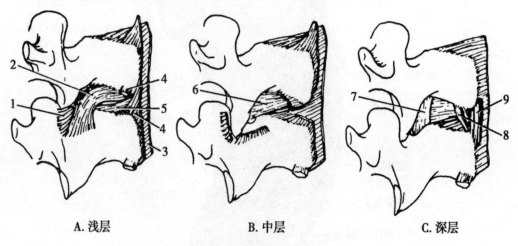

A. 浅层　　　　　　B. 中层　　　　　　C. 深层

图2-17　棘间韧带的纤维附着

在脊柱后路手术使用尖齿拉钩时，尖齿可以插入到棘上韧带和棘间韧带复合体中，但应注意不要撕裂或穿透此中线韧带复合体，尤其是其深层，以免误入椎管造成术后脊柱不稳。

（6）横突间韧带：位于相邻椎骨的横突之间。横突间韧带可分为内、外两部，内侧部做腱弓排列，参与构成腰神经后支所穿行的骨纤维孔，起保护脊神经后支及血管的作用。其厚度由上而下逐渐增厚。在上腰椎横突间隙，外部发育不良，仅为薄的筋膜层，在下两个腰椎横突间隙，参与构成髂腰韧带。在L_5与骶骨间，横突间韧带即为髂腰韧带的腰骶部。

（三）椎骨与骨盆的连结

包括骶髂关节及其周围的韧带连结（图2-18）。

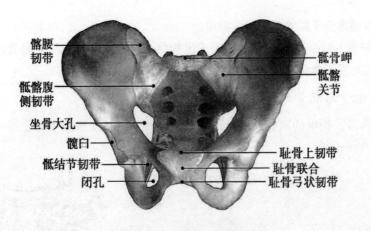

图2-18 椎骨与骨盆的连结

1. 骶髂关节　骶骨与两侧髋骨的髂骨部相接，通过两者的耳状面构成骶关节。骶髂关节的关节面粗糙不平；关节囊极为紧张，附着于关节的周缘；关节腔较小，呈裂隙状，随年龄的增长，部分关节腔可发生闭锁，但在骶外侧嵴与髂后上棘和髂骨粗隆间可出现副关节腔。骶髂关节在构造上属于滑膜关节，但从运动范围来看，只可视为微运动关节。骶骨通过骶髂关节与骨盆环后部连结，参与盆腔的构成。因此，脊柱所承受的重力向两侧分开，经骶髂关节和两侧的关节传递给下肢。

2. 骶髂关节周围韧带　骶髂关节周围有许多韧带将骶、髂两骨紧密地连结在一起，从而对髋关节的稳定性起到加强的作用。

（1）骶髂前韧带：位于骶髂关节前面，为宽而薄的纤维束，内侧起自骶骨盆面的外侧，向外止于髂骨耳状面的前缘及耳前沟，仅在关节上部存在。

（2）骶髂后韧带：分为长、短两部分，为坚强的纤维束，从骶外侧嵴向外斜至髂骨，加强关节后部。后短韧带的纤维近乎水平，后长韧带斜行，在后短韧带的浅面向下与骶结节韧带相融合。骶髂骨间韧带位于骶髂后韧带的深面，连结髂骨粗隆与骶骨粗隆之间的为众多短而坚强的纤维束，从后上方加强了骶关节的关节囊。

（3）髂腰韧带：位于骶关节的上方，为肥厚坚韧的三角形韧带。起于L_4横突下缘和L_5横突，呈辐射状止于髂嵴后部的内唇。

（4）骶腰韧带：为髂腰韧带的一部分，起于L_5椎体与横突，止于髂窝与骶骨底。

（5）骶结节韧带：为坚强的纤维束，起点甚宽，一部分与骶髂背侧韧带相融合，由髂后上棘和髂嵴的后部向下止于坐骨结节，其附着处由坐骨结节沿坐骨支前延为镰状突，臀大肌的一部分起于此韧带的下部纤维，部分肌纤维与股二头肌的起点相混。该韧带构成骨盆出口的后外侧界，也是坐骨小孔的下界。

（6）骶棘韧带：呈扇形，甚为坚强，韧带的基底由骶尾骨的侧面向外止于坐骨棘，后部有阴部神经通过。此韧带介于坐骨大孔与坐骨小孔之间，为二孔的分界线。从臀部观察骶棘韧带位于骶结节韧带的深面。

骶结节韧带及骶棘韧带使骶骨稳定于坐骨结节及坐骨棘上，防止骶骨在髂骨上向后转动，从而加强了骶骨与骨盆环的连结。

（四）椎骨与肋骨的连结

在脊柱胸段，胸椎的两侧与肋骨形成肋椎关节，包括肋头关节和肋横突关节两种（图2-19）。

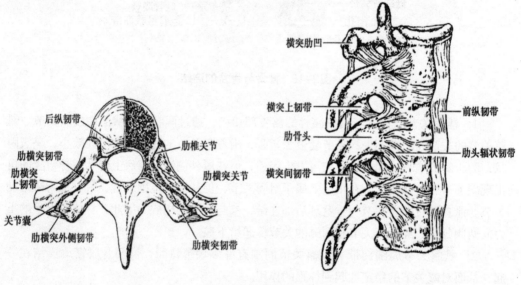

图2-19 肋椎关节

1. 肋头关节 每个肋骨头原来只与其相应序数的椎体的肋凹及椎间盘构成关节。如第1、11、12肋骨头仍然保持这种关系，但以后因为肋骨上移，第2～9肋骨不但与其相当的椎体构成关节，同时还与其上一节段的椎体构成关节。第10肋有时也和相邻的两个椎体构成关节。因此，肋椎关节实际上也属椎骨间的一种特殊连结。

第2～9肋骨头的关节面呈楔形，覆盖着一层纤维软骨，倾斜的上、下关节面借肋头分隔。在肋头与椎间盘之间由肋头关节内韧带相连，将关节腔分为上下两部，关节的前方有放射状的肋头辐状韧带加强连结。这些典型的肋头关节跨过椎间盘，如第4骨头跨过T₃～₄与T₃、T₄构成关节，若想从侧方进入椎管摘除突出的椎间盘，则必须先行处理肋骨头。第1、11、12肋头关节的关节囊较松弛，肋头关节面也仅与一个椎体构成关节，无肋头嵴，也没有肋头关节内韧带，在处理这些部位的椎间盘病变时，则可经去除椎弓根上部进入椎管，而不需处理肋骨头。

2. 肋横突关节 上7个肋骨的肋结节呈椭圆形，与同序数胸椎横突末端前面的肋凹组成关节，关节面覆盖一层透明软骨，可以做相当程度的旋转。第8～10肋结节接近肋

26

骨的下缘，扁平，与相应胸突末端的上缘构成关节，可以做一定程度的滑动。

在肋横突关节的内侧有韧带相连结，内侧纤维（肋颈韧带）介于横突前和肋颈之后，外侧纤维（肋结节韧带）介于横突末端和结节最外部分之间。在上一椎骨横突下缘和下一肋颈嵴之间尚有肋横突前韧带，向外与肋间内膜相续，在它的内缘与椎体之间围成一孔，有肋间神经后支和肋间动脉在此通过。在椎骨横突和下关节突的根部，有肋突后韧带斜向外下方，止于肋颈的后面，呈腱索状，向外与肋间外肌相接。

肋头关节与肋横突关节在功能上属联合关节，运动轴为由肋骨头至结节的连线。运动时，肋颈围绕此轴转动，使肋的前部上升或下降。

（五）椎管

为纵贯脊柱全长，由各椎骨的椎孔及骶管连接而成的骨纤维性管道。其前壁为椎体和椎间盘的后面以及覆盖其上的后纵韧带，后壁为椎板和黄韧带，两侧壁为椎弓根内面和椎间孔，其内容纳脊髓、神经根及马尾等。

与各部椎骨的椎孔形态相对应，横断面上，椎管的形态在颈段呈三角形，胸段近圆形，腰上段呈椭圆形，腰中段呈三角形，腰下段呈三叶草形。新生儿腰椎管全为椭圆形，上述变化是后天负重致关节突内聚后的结果。

1. 颈椎椎管　以X线片测量颈椎椎管内矢状径，C_{2-7}一段平均值均在15mm以上，椎管面积平均为224m^2，以C_2处最大（265mm^2），C_7最小（207mm^2）。颈椎椎管与硬脊膜之间有少量疏松结缔组织和脂肪，因其量少，颈椎CT有时难以区别椎间盘是否突出。在韧带与硬膜之间存在纤维连结，有时在中线处呈一纵行矢状纤维，在正常情况下对硬脊膜起固定和悬吊的作用，但在外伤时也因限制了活动而使之受到损伤。在颈椎椎管后开门术掀开椎板时，需边掀起边切断此硬膜黄韧带连结。在颈部，硬脊膜和韧带之间的椎管内静脉丛有时很粗大，且吻合成网并与椎板内静脉相连，后开门时撕裂此静脉可导致大出血。从横断面看，脊髓的外缘相当于椎板与关节突交界部，故后开门椎板开窗时一般对脊髓损伤不大。椎管的缓冲容积是足够大的，有人观察到，在颈段矢状径减少60%的情况下，尚未对椎管内容物造成不良压迫。一旦因各种原因发生骨性或纤维性结构异常，导致一处或多处椎管狭窄，压迫上述内容物从而引发症状，则称为椎管狭窄症。向椎管的突入物除椎间盘外，还可以是后纵韧带骨化、黄韧带增厚、椎板增厚、关节突骨质增生、椎体后骨质增生等，而这些常继发于椎间盘退变或外伤性因素。

椎管容积随体位改变而发生变化。在伸位时，颈段椎管容积变小，脊髓松弛（其矢状径增大2～3mm），此时黄韧带发生褶皱突向椎管，若已有椎管狭窄或骨刺较大，脊髓即受压迫。在前路手术时，颈部若取过伸位，加上操作时的震动，脊髓就很容易受损，临床上有手术造成截瘫的教训，故对颈椎管狭窄患者，全麻插管也须避免颈部过伸。

2. 胸椎椎管　横断面积平均174mm^2，以T_{12}最大（216mm^2），T_3、T_4处最小（约

164mm² ）。相对于颈、腰椎管，胸椎管容积小，缓冲余地小，而脊髓所占空间相对要大，故椎管狭窄的后路减压手术效果较差而危险性却较大。在胸段，硬脊膜与黄韧带之间的连结有时在中线形成较完整的隔，这可能是硬膜外麻醉产生半侧麻醉的解剖学基础。在胸部，椎间孔内有肋间神经和肋间管，椎间孔的外口在上、下横突根部前方，手术时可循肋间神经为标志进入椎管。

3. 腰椎椎管　横断面积最大，L$_5$处可达271mm²。腰椎椎管可分为中椎管和侧椎管两大部分（图2-20）。

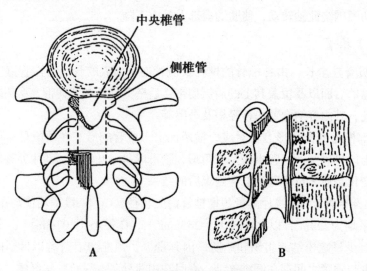

图2-20　腰椎椎管的两大部分

中央椎管指椎管中央部分，对应硬膜存在的区域，内有硬膜及马尾神经。由于成人脊髓末端只达L$_1$下缘或L$_2$上缘，故在L$_3$水平以下，硬囊内只有马尾神经而无脊髓，是腰椎穿刺的常用部分。腰椎椎管后部的硬膜黄韧带连结在L$_5$、S$_1$处恒定存在，L$_3$、L$_4$少见，手术中应注意结构的存在并小心切断以防止硬膜撕裂。

中央椎管以外的两侧部分为侧椎管，其中平对椎间盘的部分称为盘黄间隙，平对椎体的部分称侧隐窝。也有学者将两者统称为侧隐窝，将盘黄间隙视为其上部，平对椎体处视为其下部。

盘黄间隙的前壁为椎间盘侧部，后为上关节突和突前的黄韧带，向外通椎间管，向下通侧隐窝，间隙内主要是硬膜囊侧部及其内的马尾神经。椎间盘与黄韧带之间的最近距离，L$_1$为4.7mm，L$_2$为3.4mm，L$_3$为2.5mm，L$_4$为1.9mm，L$_5$为2.5mm。由于S$_1$神经根的硬膜外段在较高的平面就已形成，其上可分别出现在L$_{4～5}$、L$_5$～S$_1$盘黄间隙内。腰椎黄韧带正常厚度为2.8～4.3mm，但病变时可增厚至8～16mm，可致盘黄间隙狭窄。因黄韧带增厚、椎间盘后突或上关节突骨质增生造成盘黄间隙狭窄时，受压迫的常是下一位至下两位的马尾神经，即神经根硬膜内段，只有在L$_{4～5}$、L$_5$～S$_1$盘黄间隙才可能同时压迫下位神经根硬膜囊外段。由于同序数的神经根进入盘黄间隙即转向外出椎间孔，故不受影响。腰椎间盘后突压迫神经根以$L_{4\sim5}$、$L_5\sim S_1$盘黄间隙处最为常见。

侧隐窝上接盘黄间隙，下外通连椎间管，前壁为椎体后面，后壁为椎板，外侧壁为椎弓根，内侧壁是硬膜，实际上是神经根硬膜囊外段所行经的一段骨性通道。侧窝隐的有无与深浅，与椎骨的解剖学形态有关。L_1椎孔为椭圆形，基本上无侧隐窝；L_2、L_3椎孔以三角形为主，侧隐窝并不明显；L_4、L_5以三叶草形为主，侧隐窝最为明显。侧隐窝的矢状径多在4.5~7mm之间，一般认为侧隐窝矢状径＜3mm即为狭窄，是神经根受压的重要原因。由于盘黄间隙与侧隐窝不存在截然界线，且侧隐窝后壁的上份也有黄韧带覆盖，故临床上把两者的狭窄统称为侧隐窝狭窄。陆裕朴认为，绝大多数腰椎椎管狭窄为侧隐窝狭窄，而绝大多数侧隐窝狭窄合并或继发于椎间盘突出。

腰椎椎管屈位时容积可加大3.5~6mL，伸位时则因后壁缩短容积缩小，椎间盘后突、黄韧带前突可使本已受压的神经根受压加重，症状更为显著，借此可在伸位按压部找出压痛部位，帮助定位诊断。

（六）椎间管（孔）

相邻两椎弓根之间形成椎间孔，其前壁为上位椎体的下后部，椎间盘侧后部；后壁为上、下关节突形成的关节突关节和黄韧带，上、下壁各为椎弓根切迹。椎间孔内有上位序数的神经根及其伴行的根血管等出入，如$C_{5\sim6}$椎间孔穿出的是C_5神经根，$L_5\sim S_1$椎间孔穿出的是L_5神经根。椎间孔内有横行的椎间孔韧带将孔分为上、下两部分或三部分，神经、血管各行一部。通常为神经根走行在上部分，血管和脂肪走行在下部分，若椎间孔韧带与椎间孔围成的部分太小，也会造成神经卡压（图2-21）。

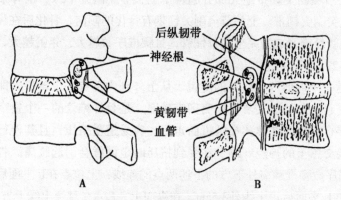

图2-21　椎间孔内的结构

（七）骨纤维孔和骨纤维管

1. 骨纤维孔　又称脊神经后支骨纤维孔，位于椎间孔外口的后外方，开口向后，与椎间孔的方向垂直，内有腰神经后支通过。其上外界为横突间韧带，下界为下位椎体横突的上缘，内侧界为下位椎体上关节突的外侧缘。腰神经后支穿过此孔时，紧贴横突间韧带，周围脂肪组织极少，是其易受卡压的部位。骨纤维孔的体表定位相当于同序数腰椎棘突外侧的下述两点的连线：上位点在L_1平面后正中线外侧2.3cm，下位点在L_5平面后正中线外侧3.2cm（图2-22）。

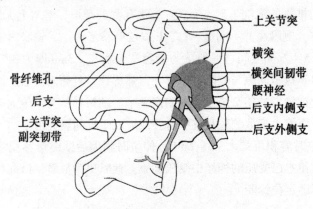

图2-22 骨纤维孔和骨纤维管

2. 骨纤维管　即乳突副突间骨纤维管，由位于腰椎乳突与副突之间的骨性凹槽，和连于乳突前方的上关节突至副突之间的上关节突副突韧带围成，内有腰神经后支的内侧支通过，故又称腰神经后支内侧支骨纤维管。该管自外上方斜向内下方，常分为前、后、上、下4个壁：前壁为乳突副突间沟，后壁为上关节突副突韧带，上壁为乳突，下壁为副突。上关节突副突韧带绝大部分起自于上关节突的外下缘，也有小部分起自乳突，或可称为乳突副突韧带。上关节突副突韧带有骨化的倾向，骨化后在乳突与副突之间出现骨桥，使骨纤维管成为完的骨性管，且腰椎序数越大，年龄越大，骨性管的出现率越高（图2-22）。

骨纤维管是一个近似"拱形"的隧道。从上外到内下有一个转折，即乳突副突间沟的骨面向后突起，此处上关节突副突韧带较厚，是骨纤维管的一个狭窄区。腰神经后支内侧支与伴行的血管在此狭窄区折曲走行，容易遭受挤压，且其伴行的小动脉表面缠绕有来自腰交感干的神经纤维，在受到挤压时也同样会引起腰痛。骨纤维管的体表定位相当于同序数腰椎棘突外下方的下述两点的连线：上位点在L_1平面后正中线外侧2.1cm，下位点在L_5平面后正中线外3.5cm。在纵向上，$L_{1\sim3}$在棘突上缘上方0.5cm范围以内，L_4、L_5可在棘突上缘偏下不超过0.5cm范围以内。

骨纤维孔和骨纤维管属于结构坚韧、缺乏弹性的孔道，行于其中的腰神经后支及其分支缺乏缓冲空间，故在腰部活动幅度过大时、在手术中牵拉竖脊肌不当时均易被拉伤。若因骨质增生、韧带骨化，使孔道变形变窄而压迫其中的血管神经，也可引起腰部不适及腰腿痛等症状，需与腰椎间盘突出症相鉴别。

（八）三角形工作区

三角形工作区（triangular working zone）前边界为神经根，下界为下一椎体的上终板，内缘为硬膜囊和硬膜外脂肪组织，为不扰动椎管内结构而又能巧妙地摘除腰椎间盘组织的一个小区域的三角形操作空间。测量结果显示，从三角形工作区可以插入直径在6～7mm之间的套管而不会损伤周围的神经结构。但穿刺角度应根据影像资料仔细推敲，角度过大易造成硬膜囊和神经根的损伤；角度过小则会擦过椎体向前造成腹腔脏器和椎体前外侧血管的损伤。若能将套管准确插至三角形工作区，伸入手术器械切开纤维环即可切除髓核（图2-23）。

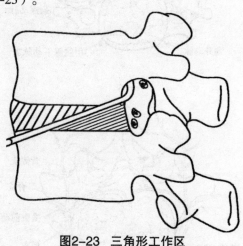

图2-23　三角形工作区

三、脊柱的血供

脊柱的血供不但可营养椎骨及其附着结构，更重要的是，这部分血管的一些分支还参与了对脊髓和脊神经的营养。因此，了解脊柱血供的特点，不仅有利于处理术区局部，减少出血，更是为了防止术中随意的分离结扎伤及脊髓的重要血供而造成截瘫等难以挽回的神经损伤，这一点在视野局限的微创手术中尤其应该引起注意。

（一）脊柱的动脉

脊柱的动脉具有明显的节段性，节段动脉的分支之间存在纵行吻合链。位于椎体两侧、横突前外侧、椎弓后方、椎体后面、椎弓前面共5对绳梯式吻合，其中、后两对位于椎管内。同节段左、右分支之间，在椎体前面、椎管前后壁表面、椎弓后方等处也存在横行的动脉吻合。

脊柱动脉的配布可分为骨外血管网和骨内营养动脉两大部分。骨外血管网又分成横突前、横突后和椎管内3区（图2-24）。

节段动脉主干行经椎体两侧时向椎体发出两种短支：周围支和中央支。周围支营

31

养骨膜、韧带及附近结构，并构成椎体两侧的纵链吻合和椎体前的横行吻合，其数目随年龄的增长而增加。中央支常为1~3支，数目在出生后即很少发生变化，于椎体中部穿入骨内，是骨内的营养动脉。

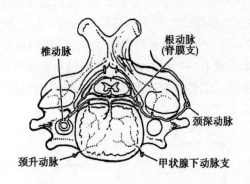

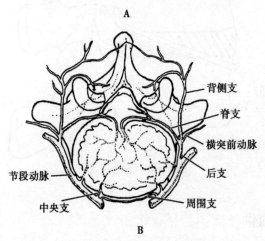

图2-24 脊柱节段动脉的配布

节段动脉于邻近椎间孔处发出后支。后支向外发出横突前支，分布于附近结构并形成纵行吻合链；向椎间孔发出脊支进入椎管，其终支名背侧支，向后越过横突分布于椎弓后方诸结构（图2-25）。

脊支于椎间孔处分成3支：①椎管前支：于椎体后面分出升支和降支，从升支发出横支经椎体后面中央的静脉窦孔进入椎体成为椎内营养动脉，进入前可与对侧横支形成吻合。升、降支与来自上、下位的相应支吻合，构成纵行吻合链；②根动脉：又名脊膜支，多从椎管前支分出，随脊神经根走行并分布于脊神经根和脊髓；③椎管后支：于椎管后壁前面分为升、降支和横行吻合支，构成绳梯式稀疏的吻合链，于椎弓根下缘处发出椎弓营养动脉，从下缘后份的滋养孔进入骨内（图2-23）。

背侧支在横突根部附近分出上关节支、关节间支和下关节支。上位的下关节支和下位的上关节支在横突后方形成纵行吻合链。上关节支还发出一支恒定的椎弓营养动脉，于上关节突根部附近进入椎弓（图2-24）。

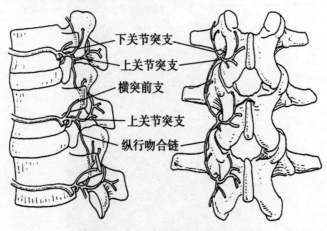

下关节突支
上关节突支
横突前支
上关节突支
纵行吻合链

图2-25 脊柱节段动脉的吻合

1. 脊柱颈段的动脉　来源比较分散，横突前区和椎管内的动脉来自椎动脉、甲状腺下动脉和颈升动脉。它们向椎体发出的周围支在颈长肌的内侧缘处吻合成一纵行动脉链，上达寰椎前结节。动脉链上发出的横支在前纵韧带深面横过椎体与对侧者吻合。分布于椎管内的脊支主要由椎动脉发出，又名椎间动脉。横突后区的动脉绝大多数来自颈深动脉，上份有时来自枕动脉降支。颈深动脉相当于肋间后动脉的后支，它与最上肋间动脉共同由锁骨下动脉的分支肋颈干发出（图2-26）。

椎弓外面的营养动脉多从峡部的旁中央沟进入骨内，椎弓内面的营养动脉多从椎弓根与椎板的连结线中点附近进入骨内。前者口径平均为0.34mm，后者为0.25mm。后路手术时应予以注意，避免造成大量出血。颈段的椎管前支在钩突外侧，从外下向上内绕过钩椎关节背外侧，经前路做钩突切除等手术时有误伤的可能。

齿突的情况特殊，营养由椎动脉发出的前升动脉、后升动脉和由咽升动脉发出的前水平动脉、后水平动脉供应。这4对动脉在齿突部吻合成顶弓。前、后升动脉各发出一营养动脉于齿突基底部进入齿突内，是齿突的主要营养动脉。齿突尖部由顶弓分支供应，经齿突尖韧带、翼状韧带进入齿突。如齿突骨折发生在前、后升动脉的穿支进入齿突处之上，齿突的血供将严重不足，导致延迟愈合、不愈合、齿突缺血坏死等。若骨折时伴有韧带撕裂，齿突血供将更为不足（图2-27）。

2. 脊柱胸段的动脉　$T_{1\sim2}$段由甲状腺下动脉、椎动脉和最上肋间动脉发支配布。$T_{3\sim12}$段由第3～11对肋间后动脉和肋下动脉发支配布。椎弓外面的营养动脉多从上关节突根部后面进入。由于存在丰富的血管吻合，在处理术区局部时，这些节段性血管均可在椎体侧方结扎切断。但也有实验表明，节段动脉的结扎会影响前路骨融合的效果，造成融合骨块的硬度下降，且对椎间盘退变的发生有明显影响。

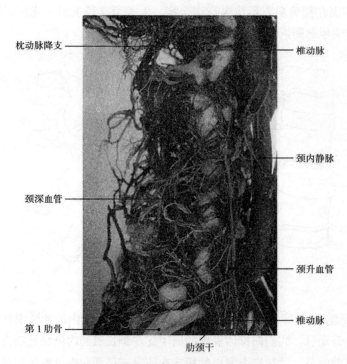

枕动脉降支 ——

—— 椎动脉

—— 颈内静脉

颈深血管 ——

—— 颈升血管

—— 椎动脉

第 1 肋骨 ——

肋颈干

图2-26 脊柱颈段的血管铸型

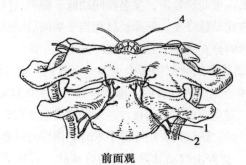

前面观

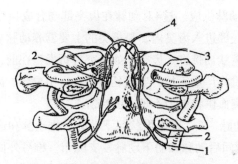

后面观(椎弓已切除)

图2-27 齿突的动脉

脊髓的动脉除颈上段来自椎动脉外，其余由节段性动脉发出的根动脉供应，随脊神经前根到脊髓者名为脊髓前支，共约3～9支，相互吻合成脊髓前正中动脉；随脊神经后根到脊髓者名为脊髓后支，共约5～21支（平均11支），互相吻合成脊髓后外侧动脉。由于数目不多，如损伤根动脉，特别是损伤脊髓前、后纵行吻合的连续性，将造成脊髓缺血，发生截瘫。最容易波及的是T_4和L_1两处。有两支较粗的脊髓前支，其一为腰膨大动脉，起自T_7～L_3段范围内，以T_9最常见；另一为颈膨大动脉，起自C_4～T_4段范围内，以C_8最常见。前者外径平均1.0mm，后者外径平均0.9mm，是脊髓的重要供血动脉。故术中需要分离结扎节段性动脉时，一定不要在椎间孔周缘附近进行，以免造成脊髓血供损伤（图2-28）。

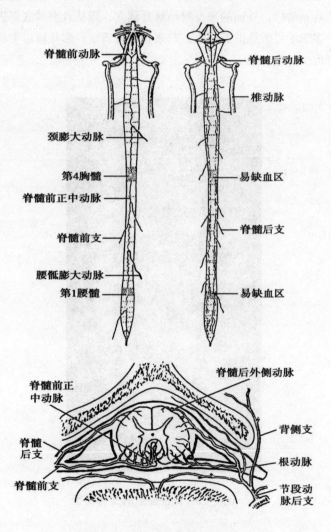

图2-28 脊柱与脊髓的血供

35

3. 脊柱腰段的动脉　主要来自腹主动脉发出的4对腰动脉；骶正中动脉发出的腰最下动脉（第5腰动脉）分布于L_5前外侧面；髂腰动脉的腰支发出脊支进入椎管，发出背侧支分布于L_5后面。

腰段的横突前支较粗大，经横突前面斜向下外到横突下方，分布于附近的腰大肌、腰方肌，并发支与上、下同名动脉构成纵行吻合链。腰部手术时不宜扩大解剖到横突的前面，以免损伤横突前动脉引起大出血或术后产生巨大的腹膜后血肿，导致难以处理的肠麻痹。

腰动脉进入椎体内的中央支数目自上而下递减，以L_5最少。成人椎间盘的营养几乎全靠椎体渗透而来，腰下段椎间盘退变较为显著，可能与动脉供应不够充分有一定关系。椎弓根的营养动脉，外面的来自腰动脉背侧支，多从乳突基底部进入；内面的若来自椎管前支，多于椎弓下缘前部进入；若来自椎管后支，多从椎弓下缘后部进入，从椎弓上缘进入者极少（图2-29）。

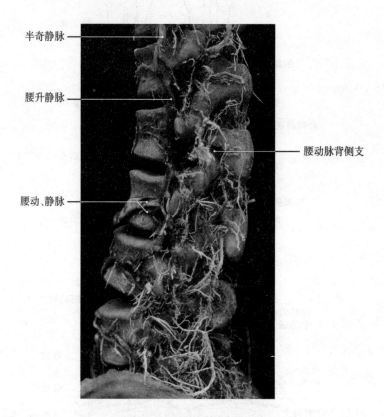

半奇静脉

腰升静脉

腰动脉背侧支

腰动、静脉

图2-29　脊柱腰段的血管铸型

胸腰段脊柱背侧的肌肉，尤其是竖脊肌，主要由节段性来源的肋间后动脉背侧支和腰动脉背侧支营养。它们的管径较细小，多与脊神经后支伴行，从相邻横突之间进入脊柱背面，然后分为内侧支和外侧支进入肌内，主要营养竖脊肌及其附着的椎板和突起等结构，以及后正中线两侧的皮肤。其中，腰动脉侧支的内侧支与腰神经后支内侧支伴行穿过乳突副突之间的骨纤维管，在骨纤维管的韧带骨化或受卡压时易受影响。

4. 脊柱骶尾段的动脉　骶骨的动脉来自骶正中动脉和骶外侧动脉。骶正中动脉分布于骶骨前面直至尾骨尖，并分支进入两侧骶前孔。骶外侧动脉分支进入一侧骶前孔，与骶正中动脉的分支吻合或不吻合，其在骶管内分支的分布情况与上位各段的模式相似，但发一终支从骶后孔穿出，此即为背侧支，分布于骶骨后面。骶外侧动脉分支向上参与横突前吻合链（图2-30）。

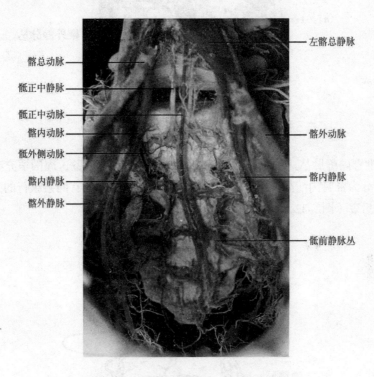

图2-30　脊柱骶尾段的血管铸型

（二）脊柱的静脉

脊柱的静脉广泛吻合成静脉丛，可分为椎管外静脉丛和椎管内静脉丛两大部分。其共同特点是无静脉瓣，血液可以双向流动；管壁薄，同一段血管口径可不一致，呈局部膨大甚至串珠状；不与动脉密切伴行（图2-31）。

1. 椎管外静脉丛　以横突为界分为前丛和后丛。椎外前静脉丛收纳椎体及前纵韧带的静脉，位于椎体的前外侧面，与椎体内静脉交通。椎外后静脉丛收纳椎弓后面诸结构的静脉，位于椎板后方，围绕棘突和关节突，与椎管内静脉丛交通。椎管外静脉丛以颈段最为发达，其次为骶骨前面，它们汇入椎静脉、肋间后静脉、腰静脉、骶正中静脉和骶外侧静脉。

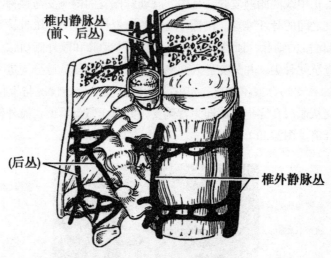

图2-31 脊柱的静脉丛

2. 椎管内静脉丛 位于硬膜外腔内，贴附椎管前、后壁，周围填充有丰富的脂肪组织，可分为椎管内前静脉丛和椎管内后静脉丛两部分，各有两条纵行的静脉，分别称为前窦和后窦（图2-32）。

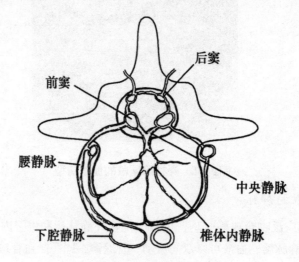

图2-32 前窦与后窦

（1）前窦：排列于后纵韧带两侧，有1～2条横支于椎体后面穿越后纵韧带深面将两侧吻合成网，椎体内静脉即汇入横支内。因此，切除椎体后壁之后，一定会有椎管前纵窦破口出血。若在椎体后壁分离并保留后纵韧带完好，则静脉窦的破口只有一处；若后纵韧带已破损或随椎体后壁一并被切除，则静脉窦破口较多，出血也较多。对这些破口，不论多少，一般均宜用吸收性明胶海绵压迫止血，而不宜试图结扎出血的静脉窦，以免引起为止血而造成更多的出血。

（2）后窦：排列于椎弓和黄韧带前面、中线两侧，有横支相连成网并穿越左、右黄韧带之间与椎外后静脉丛交通。前窦与后窦之间有丰富的吻合支，收纳来自脊髓和根静脉的静脉血。吻合网向椎间管汇集成椎间静脉出椎间孔，每孔可有1~3支，分别行于椎间管的上、下份，向外开口于椎静脉、肋间后静脉、腰静脉和骶外侧静脉。

3. 脊柱腰段的静脉丛　从应用角度可区分出椎间孔-神经根静脉丛。它包括神经根静脉、椎间静脉和腰升静脉，与神经根关系密切，出椎间孔处可互相吻合成圈网，套于孔的周缘。静脉可于侧隐窝及椎间管内与神经根一起受到压迫，导致静脉回流不畅、组织增生和粘连等。

腰段椎管内两条前纵窦的行程，在椎弓根处突向内，于椎间盘处突向外，故后路椎体融合术时的植骨部位不宜过分偏外。根据腰段静脉丛的配布情况，椎管的前方和两侧均有丰富的静脉丛，只有后方静脉较少，因此，进入腰段椎管宜首选后入路。

脊柱静脉的结构特点为肿瘤转移到脊柱以及通过无瓣膜静脉丛向与之相连的躯干转移提供了一个途径。盆腔内的炎症、肿瘤或寄生虫，可不经肺循环而直接经脊柱静脉丛侵入椎骨、颅内或其他远隔器官。此外，脊柱内、外静脉交通涉及咽脊柱静脉，咽后方的感染可通过这一静脉系统扩散到寰、枢椎，致使寰枢韧带充血松弛，从而导致寰枢椎半脱位。Balson基于脊柱静脉的特殊性，提出可以把它视为并列于腔静脉系、肺静脉系和肝门静脉系三者的第四个静脉系统。作为上、下腔静脉间的沟通环节，它可以平衡压差，在静脉阻塞时可作为代偿通道。由于脊柱静脉系统缺乏瓣膜，血液可双向流动，下腔静脉系或腹内压力的增高均可直接导致脊柱静脉丛血压的增高，增加手术时的出血量，故俯卧位进行手术时应避免腹部受压。

四、脊柱的神经支配

脊柱的神经支配比较复杂，但主要由31对呈阶段性分布的脊神经后支支配。通常，后支的内侧支分布于脊柱的外骨膜、关节面、椎弓间的韧带并支配竖脊肌中的棘肌、多裂肌和回旋肌；后支的外侧支则主要支配竖脊肌中的最长肌和髂肋肌；椎管以内的相关结构由脊神经的脊膜支-窦椎神经分布。

（一）脊神经后支

脊神经后支于椎间孔外口处脊神经节的外侧发出，向后行经骨纤维孔，在下位上关节突与横突根部上缘交界处，至横突肌内缘分为内侧支和外侧支。脊柱腰段的脊神经后支在微创手术中颇受重视。资料显示，上腰段脊神经发出后支的分支点在椎间孔外1.5cm处，下腰段的后支分支点约在椎间孔外2cm处，分支点距横突根部的长度＜3mm的最多，约占43%。后支分出外侧支和内侧支之前的主干段长约5~10mm，以L_5最长，平均（6.03±1.23）mm；L_1最短，平均（5.18±1.09）mm。$L_{1~5}$后支的直径以1~1.5mm者最多，占70%。

1. 后支外侧支 较粗，沿下位椎体横突背侧的骨性纤维管向外下侧穿过竖脊肌的最长肌和肋肌，在此行程中相邻阶段的外侧支存在交通支。$L_{1~4}$脊神经后支外侧支于距横突根部上缘约3mm处发出，与血管伴行沿横突走向外下方，约在距横突上、下缘等距离处被一纤维束固定在横突上，周围无明显脂肪组织，此部位亦可称为后支外侧支骨纤维管。出骨纤维管后，后支外支继续沿横突背面向外下方斜行，穿竖脊肌和胸腰筋膜至皮下，沿途发出肌支和皮支。$L_{1~3}$的后支外侧支较长，其本干穿过胸腰筋膜浅层并跨髂嵴至臀区皮下，构成臀上皮神经，支配臀上部外侧部皮肤。$L_{4~5}$的后支外侧支短而分散，跨髂嵴经臀到骶后，参与构成臀中皮神经。后支外侧支的分支主要分布于椎间关节连线以外的结构，如横突间韧带、髂腰韧带、横突间肌、胸腰筋膜、竖脊肌的最长肌和肋肌。$L_{1~5}$后支外侧支的直径以L_1为最粗，约1.5mm，其余按序数往下逐渐变细。后支外侧支出椎间孔处、过横突的骨纤维管处和穿胸筋膜浅层入臀处均较固定，这些部位如遭受卡压、损伤或牵拉，可产生局部或牵涉性腰腿痛。

2. 后支内侧支 较细，L_5后支内侧支进入骶骨上关节突、骶翼间沟下行，然后进入腰神经后支内侧支骨纤维管；$L_{1~4}$后支内侧支绕下位椎骨的上关节突外侧面向后而行，至横突后面与来自腰动脉背侧支的分支伴行，走向乳突与副突之间的腰神经后支内侧支骨纤维管。进入骨纤维管后，后支内侧支的行程类似"S"形，先行向上外方，翻越骨嵴后转向内下，然后出骨纤维管，沿椎弓板继续向内下方斜行，分支分布于关节连线内侧的关节囊、韧带及肌肉。后支内侧支在未进入骨纤维管之前，发出1~2支关节支分布于关节的上部，出骨纤维管后又发出一返支钩绕向上，分布于关节的下部。同时内侧支还发出一关节支向下行，分布于下位椎间关节的上内侧部，因此，每一椎间关节至少接受两个神经节段的支配（图2-33）。进入竖脊肌的内侧支，主要支配竖脊肌内部的肌纤维，如胸背部的棘肌、腰骶部的多裂肌，且相邻节段的内侧支之间鲜有交通支。腰神经后内侧支的直径以0.5~0.9mm者最多，占60%。其中以L_2为最粗，平均值为（0.80±0.20）mm，L_1次之，平均值为（0.75±0.18）mm，以下按序数逐渐变细。

腰神经后支的外侧支和内侧支均有来自腰动脉的小分支伴行。内侧支穿骨性纤维管之后，恰行于乳突的下方，位于腰椎关节突关节连线上，此处也正是分离多裂肌与最长肌间隙的目标区域，故往两侧牵拉多裂肌和最长肌显露术野时，有压迫及拉伤内侧侧支的可能；若使用电刀或电凝止血，在该间隙深处则易伤及有小动脉伴行的内侧支，这些都是造成多裂肌等脊椎深部肌肉术后恢复受限、肌力下降的不利因素。

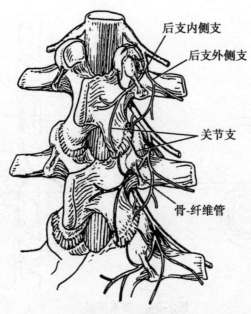

图2-33 脊神经后支

图中标注：后支内侧支、后支外侧支、关节支、骨-纤维管

（二）窦椎神经

窦椎神经几乎都起源于靠近交通支与脊神经结合处的交通支上。最多可见5支椎神经进入一个椎间孔，但是，较为典型的分组是一支粗神经和几根细支。然而，在上颈区和骶区，窦椎神经的粗支常缺失。窦椎神经进入椎间孔后，行向脊神经节腹侧并在此发出一些细支。当窦椎神经进入椎管后，其主支分支的分布与脊髓动脉的后中央支的走行类似，分为一个长升支和个短降支，从这些支中分出1～3根旋支支配腹侧硬脊膜（图2-34）。

与源自椎间盘的疼痛关系密切的后纵韧带，由发自窦椎神经的不规则的神经丛支配。这些神经丛的纤维在韧带内分布密集并扩展至椎间盘后部。对于单个节段窦椎神经的走行长度和支配区域，可以有如下几种情况：①上升一个节段；②下降一个节段；③分为上、下两对，一对上升一个节段或水平走行，一对下降一个节段；④上升两个或更多节段。虽然后两种情况并不常见，但它的存在修正了医学史上以往认为窦椎神经的支配不多于两个邻近节段的说法，且说明了由一个损伤的椎间盘所引起的疼痛与窦椎神经相当广泛的分布范围相关。窦椎神经在后纵韧带的分布，除在不能活动的下骶区内较少外，在其他区域无显著性差异。

后纵韧带由许多神经丛或神经末梢支配，但并且向两侧延伸，通过椎间孔覆盖了椎间盘的背面和大部分背侧面。在急性椎间盘突出症发作时，这层薄而富含神经纤维的结缔组织韧带是导致疼痛的一个主要原因。

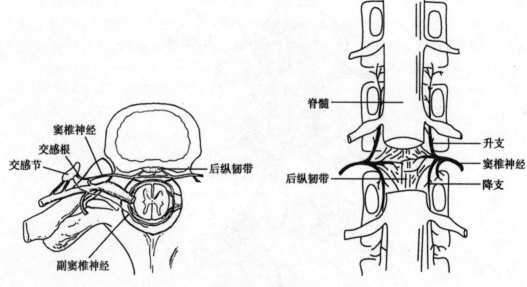

图2-34 窦椎神经

组成窦椎神经的神经纤维至少有粗细两种，其中一部分细小纤维是来自胸腰椎植物性神经节的节后纤维，它们可通过调节平滑肌以控制椎管内的血管，而一些较粗的纤维则参与机体感觉功能。临床和实验室研究均已证实窦椎神经含有痛觉纤维，但究竟哪部分是引起椎间盘性疼痛的感受器及其结构如何至今尚无定论。

目前，对椎间盘是否有神经支配及神经支配的范围多有争议，但多数倾向于认为椎间盘纤维环的外层含有神经纤维，这些纤维末梢来自支配后纵韧带扩展部分的窦椎神经分支。

大多数关于窦椎神经的描述认为主要的窦椎神经纤维分别到硬脊膜的腹侧面，而硬脊膜背内侧面则被认为是无神经纤维区，针刺时在该区域内可以无痛性穿过。Parke和Watanabe还观察到，下腰区腹侧的硬脊膜常常被许多结缔组织固定于椎管腹侧面，且以在下腰区椎间盘边处的固定最为牢固。在显微镜下强行切断这些结缔组织将导致附着于其上的神经纤维受到破坏。推测当突出的椎间盘将硬脊膜拱起时，这种结构关系也是引起椎间盘性疼痛的一个原因。

五、脊柱的功能

脊柱作为人体结构的中轴与栋梁，承托头颅，支持并传导体重，并借胸廓支持上肢，借骨盆支持下肢，在人体进行各种运动时，均起着重要的平衡作用。脊柱构成胸腔、腹腔和盆腔的后壁，因此对消化、呼吸、泌尿、生殖及循环各系统的器官都起支持和保护作用，其生理弯曲和椎间盘可以大大减轻外力或剧烈运动时对脑和其他脏器的震荡，脊髓和脊神经根更是受到了脊柱的良好保护。

脊柱除具有支持和保护功能外，还具有重要的运动功能。虽然相邻的两个椎骨之间因连结稳固而造成可运动范围狭小，但各椎骨间运动的协同与叠加则使脊柱整体的运动范围变得很大，故脊柱在肌肉作用下可进行前屈、后伸、侧屈、旋转和环转运动。

脊柱各部的运动性质和范围，主要取决于关节突关节面的方向和形状、椎间盘的厚度及周围韧带的位置、弹力、厚薄及松紧等。如寰枢关节只能做旋转运动，做每侧约为40°，过度旋转则会受翼状韧带限制。颈部其他颈椎的关节突关节面约呈水平位，椎间盘较厚，所以可做前述各种运动，幅度也较大。

胸椎关节突的关节面接近冠状位，椎间盘较薄，棘突呈覆瓦状，而且又与肋骨相连，这些因素均限制了脊柱胸段（特别是中胸部）的运动，所以，上胸部可做旋转运动，中胸部的运动范围则很小。

腰部的关节突、关节面决定了它们不适宜做旋转运动，但由于腰椎间盘很厚，所以其前屈、后伸和侧屈的幅度都最大。

由于颈、腰部的运动轴向多、幅度大，故损伤多见。而各部交接段，因上下运动幅度变化较大，如胸腰部和腰骶部的伤则更为常见。

六、脊柱的定位和体表标志

无论在脊柱的常规体检或脊柱手术中，准确的脊柱定位都十分重要。若定位发生错误，必定影响体检和手术效果。随着各种先进检查仪器的普及，对脊柱病变的定位主要是根据术前和术中的X线片及CT影像等来确定。但是，各部脊椎的形态及其表面标志对定位的重要参考意义不应因此而受到忽视，而应与X线片、CT影像等进行核对，相互印证，以免发生定位错误。

（一）脊柱的体表定位

主要借助椎骨本身的特征性结构以及相邻诸骨较恒定而明显的骨性标志进行定位。

1. 颈椎的定位　在正常情况下，从C_6以下，各椎骨的棘突皆可从体表扪及，尤以C_7棘突最为明显，但有时也可能与邻近突起的棘突相混淆。一般来讲，若见到2个明显的突起，则下位的是C_7棘突；若见到3个明显突起，则中间的是C_7棘突。仰起头时一般从上向下第1个扪到的是C_7棘突。通常C_7棘突最长，C_5以上的棘突分叉，环状软骨平的是C_6。这对临床上确定椎骨序数有一定帮助。

2. 胸椎的定位　胸椎的棘突可由C_7棘突向下或自L_4棘突向上数出，也可根据肋骨来定位。通常肩胛冈内侧缘平T_3，肩下角平T_7。此外，两肩胛冈内侧端的连线通过T_3棘突；两肩胛骨下角的连线通过$T_{6\sim7}$棘突之间。借此可以认定某一椎骨或某一病变椎骨的位置。

3. 腰椎的定位　经过脐的水平线通过L_3棘突；两侧髂嵴最高点的连线通过T_4棘突。

4. 骶骨的定位　两侧髂后上棘的连线通过S_2（图2-35）。

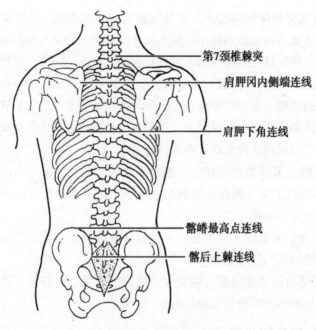

第7颈椎棘突

肩胛冈内侧端连线

肩胛下角连线

髂嵴最高点连线

髂后上棘连线

图2-35 脊柱的体表定位

（二）椎骨与脊髓节段的对应关系

人胚早期，脊髓与椎管的长度相等，脊神经呈水平方向进出椎间孔。之后，由于椎骨的增长速度开始大于脊髓增长的速度，脊髓不再充满于椎管，因其上连延髓而固定于头端，使脊柱和椎管呈现显著向尾端增长之势。出生时，脊髓末端只到L_3平面，至成人时，脊髓末端约平于L_1下缘。与此同时，被椎间孔固定了位置的脊神经根，也从最初的水平走向变成了程度不同的倾斜走向，加上各脊髓节段长度与各椎骨高度本身之间的差异，因此形成了31个脊髓节段与椎骨序数之间独特的对应关系。

成人，上颈髓节段（$C_{1~4}$）大致与同序数椎骨相对应，下颈髓节段（$C_{5~8}$）和上胸髓节段（$T_{1~4}$）比同序数的椎骨高一个椎体的位置；中胸部（$T_{5~8}$）的脊髓节段约比同序数的椎骨高两个椎体的位置，下胸部（$T_{9~12}$）的脊髓节段约比同序数的椎骨高3个椎体的位置，全部腰髓节段居$T_{10~12}$椎体之后，骶、尾髓节段则居L_1之后（图2-36）。

在了解脊髓节段与椎骨椎体的对应关系的同时，还应该对椎体与棘突的位置关系有所了解，因为临床检查多是用棘突来定位相应椎骨的。棘突尖与相应椎体的位置关系大致如下：颈椎、腰椎和$T_{1~3}$棘突尖平于其本椎体下缘，$T_{4~7}$棘突尖平于下一椎体中部，$T_{8~12}$棘突尖接近下一椎体下缘。把这些因素考虑进去，才可应用上面的推算方法定位脊髓节段的大致位置。例如，椎管内有肿瘤压迫胸髓第10节段而需手术治疗时，一般在切除T_7椎板后，即可找到肿瘤。所以，正确掌握脊髓节段椎骨的对应关系及椎骨棘突与椎骨体的位置关系，不但能对常见的脊柱外科疾病进行准确的定位和描述，还能为脊柱手术入路的选择带来极大的方便。

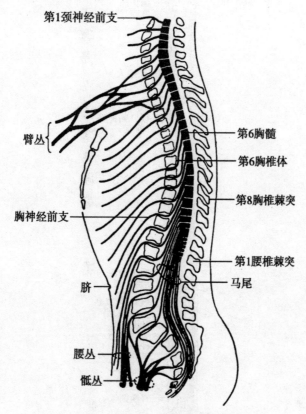

第1颈神经前支

臂丛

胸神经前支

脐

腰丛

骶丛

第6胸髓

第6胸椎体

第8胸椎棘突

第1腰椎棘突

马尾

图2-36 脊柱与脊髓的对应关系

第二节　脊髓的应用解剖

通过脊柱微创手术治疗脊柱相关的各种功能性和器质性病变的同时，很重要的一个治疗目的就是要解除脊柱病变结构对脊髓和脊神经根的压迫，并且在手术中还要避免对这些神经组织造成新的损伤，因此，掌握脊髓及其相关结构的应用解剖学知识，对正确开展和应用脊柱微创技术大有裨益。

一、脊髓

脊髓位于椎管中央，上端于枕骨大孔处与延髓相接，下端以脊髓圆锥终于L_1水平，由圆锥末端延续向下的终丝固定于尾骨背面（图2-37）。

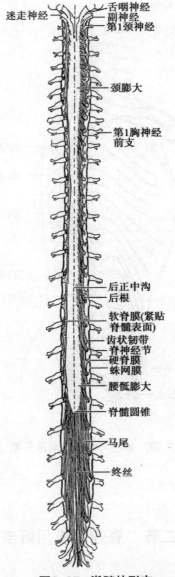

图2-37 脊髓的形态

脊髓为前后稍扁的圆柱体，全长有两处膨大。颈膨大，在 $C_5 \sim T_1$ 脊髓节段，主要支配上肢；腰膨大，在 $L_2 \sim S_2$ 脊髓节段，主要支配下肢。腰膨大以下逐渐变细称为脊髓圆锥。

脊髓表面有6条纵行的沟裂，前正中裂位于前正中线，深约3mm，软脊膜连同血管深入其中。后正中沟较浅，居于背侧正中线上，沟的深部有薄的胶质板形成后正中隔，深入脊髓约5mm而直达脊髓灰质。前外侧沟平而浅，左右各一，组成脊神经前根的根丝由此出脊髓。后外侧沟较深，左右各一，脊神经后根的根丝于此成列进入脊髓。

脊髓全长共有31对脊神经，每对脊神经的前后根与脊髓相对应的部分，称为一个脊髓节段，故脊髓全长共分为31个节段，即8个颈髓节段、12个胸髓节段、5个腰髓节段、5个骶髓节段和1个尾髓节段。

脊髓下端由大缩细的脊髓圆锥集中了全部骶尾髓节段。由于脊髓下端多终止于L_1椎体的中上部，所以在$T_{11} \sim L_1$椎体后就集中了腰、骶、尾髓及其相应的神经根，此处骨折脱位，可能既有脊髓损伤又有神经根损伤，通常在脊髓损伤未恢复前，神经根损伤多有恢复，故胸腰段骨折脱位合并截瘫者，其神经根损伤常可有一定恢复，挽回部分功能，仍不应轻易放弃积极的手术治疗。

二、脊髓被膜

脊髓表面和脑一样覆有一层结缔组织被膜，由外向内依次为硬脊膜、蛛网膜和软脊膜，对脊髓起保护作用（图2-38）。

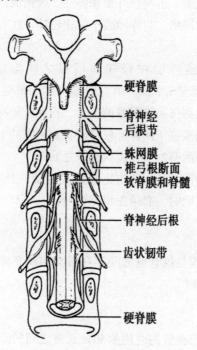

图2-38 脊髓的被膜

（一）硬脊膜

硬脊膜为厚实而坚韧的管状膜，上端与硬脑膜在枕骨大孔处移行，并与枕骨大孔紧密贴附，下端在成人约至S_2水平。硬脊膜下端形成封闭的盲端并包裹终丝，整体呈一向上开口的盲管，故又称硬脊膜囊。硬脊膜全长包裹脊髓和脊神经根，因此，可按其包裹结构的不同，相应地分为脊髓硬膜和根硬膜两部分。在根硬膜与脊髓硬膜交界处，硬脊膜形成一称为硬膜颈环的狭窄部。根硬膜比脊髓硬膜略薄，尤其在椎间孔附近最薄，向外延续为脊神经干的神经外膜。

（二）脊髓蛛网膜

脊髓蛛网膜薄而柔软，无血管，呈透明蛛网状，在枕骨大孔处直接延续为脑蛛网膜，在脊柱下端则包裹脊髓末端和马尾，止于S_2。蛛网膜向深面发出许多蛛网膜小梁附着于软脊膜表面。在蛛网膜的内、外面及小梁表面，覆盖着一层具有吞噬功能的间皮细胞。

（三）软脊膜

软脊膜为一层菲薄而富有血管、神经的被膜，紧贴脊髓表面。软脊膜虽然薄，但可分内外两层。内层称内软膜，由网状纤维和弹性纤维构成，紧贴神经组织。外层称外软膜，是胶原纤维束形成的网络，与蛛网膜小梁相延续，在脊髓两侧形成齿状韧带和前面的软脊膜前纤维索。

齿状韧带是由软脊膜外层在脊髓前后根之间形成的一系列尖端向外的三角形皱襞，由枕骨大孔延至S_1平面，直达脊髓圆锥。每侧齿状韧带的数目为18～24个，以20～22个多见。齿状韧带尖端附着的位置，在颈段较有规律，位于上下两神经根穿硬脊膜之间，胸段以下则多位于两神经根穿硬脊膜之间的上份中点或下方。由于齿状韧带的附着点偏后，故脊髓的前2／3在齿状韧带之前。

齿状韧带对脊髓起悬吊作用，可防止脊髓因运动、外力等原因而发生振荡和移位。从后路显示椎管前方组织时，必须先将其切断。

三、脊膜腔

各层脊膜之间及硬脊膜与椎管壁之间存在潜在的或充满液体的腔隙，强化了脊膜对脊髓的保护作用（图2-39）。

（一）硬膜外腔

硬膜外腔是硬脊膜囊与椎管的骨内膜和黄韧带之间的潜在腔隙，其中有疏松结缔组织、脂肪、淋巴和椎内静脉丛，略呈负压状态，且因腔隙中填充着较多脂肪组织，故易于活动。

硬脊膜外面粗糙，有纤维束与硬膜外的脂肪相连，特别是在前正中线上与后纵韧带相连，在后正中线上有时也与椎板和黄韧带相连并形成纤维隔，这些纤维连接限制了硬膜囊的活动度。硬膜外腔的大小在椎管各段略有不同。以硬膜囊所占椎管空间计，颈段占73％最大，胸段占67％次之，腰段最小，只占60％，相应地，硬膜外腔以腰段、胸段空间为大，颈段较小，故对矢状方向力量的缓冲，胸腰段要强于颈段。

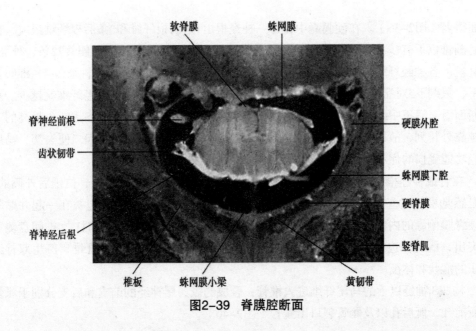

图2-39 脊膜腔断面

硬膜外腔被两侧的神经根分为前后和两侧4个间隙。硬膜外后间隙位于后根硬膜外后方与椎弓骨膜和黄韧带之间。整个颈段的后间隙十分狭小,多为1.5mm左右,上颈段或可闭锁。自胸段向下,后间隙逐渐增宽,中胸段宽约$2 \sim 4$mm,$L_{2 \sim 3}$一段可达6mm。后间隙内有较发达的内静脉丛,但后正中线附近较少,是硬膜外导管留置的部位。

硬膜外侧间隙又称根间隙,居于前、后根硬膜与椎管之间,其外即为椎间孔。硬膜外间隙在脑脊液的吸收、硬膜外麻药的吸收和渗透等方面十分重要。硬膜外腔内脂肪组织的多少与人的体型有关,分布规律是骶管较多,腰上部及胸下部较少,中胸部增多,上胸部又趋减少,颈部几乎无脂肪而代之以纤维组织。在颈段,中线处的纤维组织增多,并可连结硬脊膜后面与椎弓板及黄韧带,形成纤维隔。

（二）硬膜下腔

硬脊膜内面与深面的蛛网膜较紧密地相贴,两者之间的潜在腔隙称为硬膜下腔,其中仅有少量浆液,起润滑作用,尚未发现有何重要的生理和临床意义。

（三）蛛网膜下腔

蛛网膜下腔为蛛网膜与软脊膜（入颅则为软脑膜）之间的腔隙,其间充满脑脊液。脊髓蛛网膜下腔向上于枕骨大孔处与脑蛛网膜下腔相沟通,腔内的脑脊液由此经上矢状窦两侧的蛛网膜粒回流,在下则于腰部水平扩大为终池。终池内无脊髓,大量的脑脊液浸泡着马尾和终丝,是腰椎穿刺的理想部位。

（四）马尾神经

马尾神经是L_2水平以下蛛网膜下腔内神经根纤维束的统称,因其整体形态与马尾相似而得名（图2-36）。在硬膜囊中，每一神经根由1条前根纤维和3条后根纤维组成，自脊髓圆锥以下有$L_2 \sim S_5$共9对神经根，故每侧有36条马尾神经纤维，两侧共72条，外加1条终丝。各神经纤维顺行向下，每合成1对神经根就减少8条神经纤维，至$L_5 \sim S_1$椎间盘水平，只剩下5对骶神经根和1条终丝，即越向下，硬膜囊内的马尾神经纤维就越少。从横断面看，后正中线排列的是S_5、S_4马尾神经，外侧排列的依次为S_3、S_2和S_1，越高的节段越靠外排列，故硬膜正中部位（手术）损伤极易合并$S_{3\sim5}$损伤而引起二便失禁、马尾神经功能受损的症状和体征。

在合成神经根的4条马尾神经纤维中，位于前内侧的1束是运动根，位于后外侧的3束是感觉根，这些神经纤维在穿出硬脊膜之前约4~5cm就被蛛网膜包被在一起并贴附于硬脊膜侧缘的内侧面下行，一般情况下它们共同穿出硬膜囊。故有时$L_{4\sim5}$椎间盘侧后方突出，既可压迫神经根，又可迫硬膜囊内的S_1神经根和$s2$马尾神经纤维，产生双神经卡压的症状和体征。

构成S_1神经以下的马尾纤维进入椎管，合成的骶、尾神经的前支和后支分别于骶骨的骶前孔、骶后孔以及骶管裂口出骶管（图2-40）。

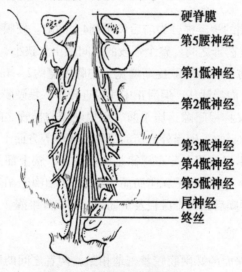

	硬脊膜
	第5腰神经
	第1骶神经
	第2骶神经
	第3骶神经
	第4骶神经
	第5骶神经
	尾神经
	终丝

图2-40　骶神经和尾神经

四、脊髓的血供

脊髓的血供既有纵向的血管链，又有横向加入的节段性血管进行补充，对保持在各种状态下获得稳定的血供十分有利。

（一）脊髓的动脉

脊髓的动脉来源有脊髓前动脉、脊髓后动脉和节段性的根动脉，它们在脊髓表面形成3条纵行的动脉。1条脊髓前动脉沿前正中裂下行，2条脊髓后动脉沿后外侧沟下行，途中不断有根动脉加入（图2-41）。

1. 脊髓前动脉　在桥延沟下方起自椎动脉，约下行至椎体交叉平面与对侧同名动脉合成一支，然后沿前正中裂下降，沿途不断接受节段性动脉的加入而延伸到脊髓圆锥，并延续为一细支与终丝伴行。脊髓前动脉全程粗细不等，在颈膨大和腰膨大处可达0.7mm，而在胸3～6节段处仅有0.3mm。前动脉除发出外侧支参与软脊膜小动脉丛外，主要是深入前正中沟并发支营养脊髓前角及其周围神经组织。

2. 脊髓后动脉　共有2支，均起自小脑下后动脉，绕至延髓后外侧面入脊髓后外侧沟，在后根内侧迂曲下行，沿途接受许多根动脉加入。除发支参与软脊膜小动脉丛外，其穿支进入脊髓分布于脊髓后角及部分后索。

3. 根动脉　由节段性动脉在行至椎间孔附近发出脊支，随脊神经前根和后根进入椎管。这些节段性动脉，在颈段为椎动脉、颈深动脉和颈升动脉，约有60%的咽升动脉也发支供养脊髓；在胸段为肋间后动脉；在腰段为腰动脉；在骶部为骶外侧动脉、第5腰动脉、髂腰动脉及正中动脉等，其中骶外侧动脉发出的脊支随脊髓圆锥远侧的神经根进入，参与脊髓后动脉在圆锥部位的十字吻合（图2-41）。

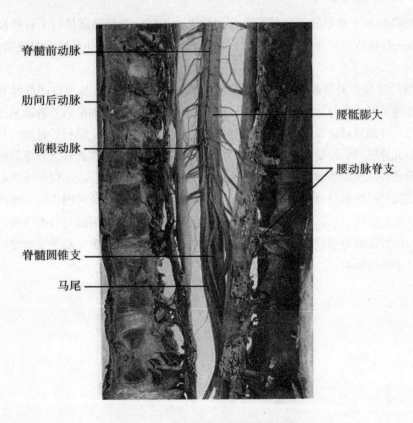

脊髓前动脉

肋间后动脉

前根动脉

腰骶膨大

腰动脉脊支

脊髓圆锥支

马尾

图2-41　脊髓下部的节段性动脉

根动脉在胚胎时共有60条之多，出生后大多退化。成人根动脉的大小、数目及分布变化大，部分根动脉仅供养神经根和脊髓被膜，而不分布至脊髓。根动脉的分支为前根动脉和后根动脉，分别与脊神经的前根和后根相伴行。成人约有8支前根大根动脉加入脊髓前动脉，有12支后根大根动脉加入脊髓后动脉。在脊髓第4胸髓和第1腰髓节段，血供较为薄弱，侧支循环相对欠佳，此部损伤根动脉易致截瘫发生（图2-27）。由于肋间后动脉等节段性动脉在经过横突之前即发出脊支入椎间孔，此后的终支延续为背侧支，因此，就对脊髓血供的保护而言，后路手术比前路手术的安全性更高，但过度分离和牵拉深部肌肉等结构仍应避免。

脊柱手术中，阻断节段动脉后出现脊髓缺血性损伤多有文献报道。有研究指出，节段血管脊支在进入椎间孔以后发出的分支，同一节段两侧或相邻的上、下节段血管分支可形成吻合丰富的血管网，共同营养椎体和脊髓，故单侧单根或单侧少数节段动脉的结扎对脊髓供血的影响不大，但随着被阻断的节段血管数目增多，发生脊髓缺血性损伤的危险性也随之大增。有学者认为，在椎间孔和主动脉之间的椎体中部阻断和结扎节段动脉，可减少对脊支和根动脉的损伤。

（二）脊髓的静脉

脊髓静脉属于椎静脉系，其分布与动脉大致相似。脊髓静脉伴行于脊神经，最终流入Batson静脉丛的椎管内硬膜外部分，该静脉丛由椎内、椎外和椎管内硬膜外3部分组成。

脊髓的静脉血经根静脉进入椎间静脉，而脊髓软脊膜静脉丛与椎间静脉有吻合，故其静脉血可经椎内静脉丛进入椎间静脉。由于椎后内静脉丛和椎后外静脉丛之间有吻合，因此，脊髓静脉血也可经椎后外静脉丛回流。在脊髓外部，纵行的脊髓后外静脉互相吻合形成静脉网，接受脊髓内静脉，并和椎内静脉丛相交通，此外也和椎静脉、小脑静脉和颅底静脉丛或静脉窦相交通。脊髓前、后静脉均为一支，在不同平面借根静脉引流，伴随腰神经的根静脉最大。当腹压增加过大时，脊髓静脉丛可因丰富的椎内外交通而产生淤血、受压，引起脊髓水肿，这在行脊柱后路手术时应引起足够的重视。而根静脉所汇入的腰静脉等节段性静脉，管壁薄、牵拉易出血，手术中应给予妥善结扎，对脊髓血供几乎没有影响。

第三章　经皮椎体成形术

第一节　概述

据统计分析，骨质疏松症的发病率已经跃居世界各种常见病的第七位。在美国、欧洲各国和日本，约有7500万骨质疏松症患者，其中大多数是中、老年人，并以绝经后妇女占绝大多数。在我国，骨质疏松症同样是一个严峻的公共卫生问题。目前，我国60岁以上的人口约1.73亿，是世界上老年人口绝对数量最多的国家。2003～2006年一次全国性大规模的流行病学调查显示，50岁以上以椎体和股骨颈骨密度值为基础的骨质疏松症总患病率女性为20.7%，男性为14%。60岁以上的人群中骨质疏松症的发病率明显增高，女性尤为突出。按调查估算，全国2006年在50岁以上的人群中约有6944万人患骨质疏松症，约2.1亿人存在低骨量。

骨质疏松症最严重的后果就是骨质疏松性骨折，其主要由于全身骨骼骨量下降及有机结构的改变，生物力学性能也出现明显变化，主要是抗压缩、抗扭转度等能力显著下降，经轻微的外力作用即可能导致骨折。骨质疏松症患者最常发生的是脊柱骨折，其表现为椎体的压缩性骨折，称为骨质疏松性椎体压缩骨折。其中85%有症状，15%无症状。脊柱骨折很容易被误诊和漏诊。由于损伤很轻，而易被误诊为腰部扭伤或劳损。30%以上的骨质疏松性椎体压缩骨折患者是因其他原因摄X线片后确诊。

骨质疏松性椎体压缩骨折主要发生在胸、腰椎，有时有明确外伤史，如跌跤、扭伤等，但不明确，患者常有腰背疼痛或周身骨骼疼痛，负荷增加时疼痛加重或活动受限，严重时翻身、起坐及行走有困难，胸椎压缩骨折会导致胸廓畸形，影响心肺功能。腰椎骨折可能会改变腹部解剖结构，引起便秘、腹痛、腹胀、食欲减低和过早饱胀感等。严重者可有身高缩短和驼背，脊柱畸形和伸展受限。但一般少有神经系统体征。局部脊柱后凸畸形、叩击痛明显，X线片显示椎体呈楔形、双凹样压缩改变。急性期骨质疏松性压缩骨折终板下或椎体中央可见带状T_1WI低信号，T_2WI高信号影，这是由于急性期椎体骨折产生脊髓水肿所致。以往对老年骨质疏松所致的椎体压缩骨折多行保守治疗，主要是卧床休息及对症处理，但其病程长、并发症多，使患者生活质量下降。经皮椎体成形术及经皮椎体后凸成形术是近年来脊柱外科发展的微创新技术，对治疗骨质疏松性椎体压缩骨折具有较好的效果。

一、经皮椎体成形术

（一）椎体成形术的概念及作用机制

经皮椎体成形术（percutaneous vertebroplasty，PVP）即在影像导引下，通过将穿刺针经皮穿刺到病变椎体后，向椎体内注入人工骨（主要成分为骨水泥），以达到椎体强度和稳定性、防止塌陷、缓解腰背痛甚至部分恢复椎体高度的目的。椎体成形术最初源于通过开放手术，用骨移植或骨水泥增强椎体生物力学强度，1984年，法国 Deramond 首先经皮椎体内注射甲基丙烯酸甲酯（polymethylmethacrylate，PMMA）的方法成功治疗了1例长期疼痛的C_2椎体血管瘤患者，开创了经皮椎体成形术的先河。1989年，Kaemmerlen将这一技术应用于脊椎转移瘤。1988年，Duquesnali首先应用PVP治疗骨质疏松引起的椎体压缩骨折（vertebral compression fracture，VCF）。近年来，PVP已逐渐推广应用于脊椎血管瘤、骨髓瘤、溶骨性转移瘤、骨质疏松性椎体压缩骨折合并顽固性疼痛的患者，具有明显的止痛效果，并且能够加固椎体，增加脊柱的稳定性，防止椎体的进一步压缩，从而使患者恢复日常生活。

几乎所有的临床结果都显示PVP治疗后患者的疼痛率降低90%以上，但对其原因尚无肯定的解释。可能有3个原因：①骨质疏松椎体内骨折椎体成形术后得以稳定；②骨水泥承担了相当部分轴向应力，从而减少了对椎体内神经的刺激；③感觉神经末梢被破坏。最初，使用PMMA有放热和毒性作用，可能损害骨内神经末梢。而磷酸钙椎体成形术也能达到同样的止痛效果，可见神经末梢的损害作用并不是主要原因。以往认为的椎体骨质疏松楔形压缩致脊神经后支牵张引起疼痛的解释也不可排除。

对于PVP术后椎体强度和刚度的改变情况，研究显示，骨水泥注入椎体后，骨水泥将沿骨小梁间隙分布至整个椎体，合适浓度的骨水泥在椎体内均匀分布而不出现体外渗漏，而且骨水泥固化后能显著提高椎体的生物力学强度。如Babai等对40例新鲜人体骨质疏松椎体标本进行生物力学试验显示，椎体压缩骨折后其轴向压缩强度和椎体的刚度分别为（527±43）N、（84±11）N／mm，注入磷酸钙骨水泥后则分别为（1063±127）N、（157±21）N／mm，注入PMMA后为（1036±100）N、（156±8）N／mm。表明PVP后椎体强度和刚度均可增加，但这并不意味着骨水泥注射越多越好，过多剂量的骨水泥在缓解疼痛的同时，也可能造成较多的并发症，如骨水泥漏、肺栓塞等。有研究者指出，填充椎体体积1／4的骨水泥即可达到较佳的止痛效果。

Stephens等通过双侧注射2mL、4mL、6mL、8mL骨水泥来观察椎体刚度和强度变化，以观察注射最佳量。结果发现强度在注射2mL骨水泥时即可重建，刚度在注射4mL（胸椎）和6mL（腰椎）骨水泥时才得以重建。

（二）椎体成形术中的植入材料

用于椎体成形术的理想填充材料应具备无毒、可降解、有生物活性、固化时不放热、可注射、传导性好和价格合理等特点，填充材料的好坏接影响到椎体成形术的临床效果，目前，常用的材料有聚甲基丙烯酸甲酯（polymethylmethacrylate，PMMA）及矿物质骨水泥等。

1. 聚甲基丙烯酸甲酯　目前使用的PMMA有3种：SimplexP、Osteobond、Cranioplastic。前两者可加入10%浓度的硫酸钡，但10%往往显影不够，30%浓度的硫酸钡可以较好地显影，然而硫酸钡浓度的增加，势必会影响其强度和注射性能。国外常在PMMA中加入钛粉或钨，以使之能在术中显影。须指出，这种PMMA与平常使用的PMMA不同，经过特殊处理后具有更低的黏稠度，更长的凝固时间。PMMA 20分钟内凝固，1小时内达到其最高强度。

尽管椎体成形术最初与其后的应用均证明PMMA是较安全的，但PMMA亦有许多缺点。它凝固时的放热作用（40~100℃），可灼伤附近的软组织，尤其是脊髓和神经根；同时也可烧伤椎体内的骨细胞，影响最终的骨折愈合，而椎体的融合是我们的最终目的，PMMA凝固过程中可引起低血压或脂肪栓塞。同时PMMA无生物活性，不可生物降解，最终不能被骨替代。PMMA可在其间引起异物反应，炎性细胞聚集，巨细胞吞噬，从而影响其在体内的稳定性，另外，PMMA还可释放有毒性的单体、因此，许多人坚决反对将PMMA用于人体，除非用于椎体转移性肿瘤的姑息治疗。以色列Disc-O-Tech医疗技术公司研发的 Confidence高黏度骨水泥是在传统PMMA骨水泥基础上改进的新产品。它没有传统骨水泥混合过程中的液态期，具有瞬间高黏度、可注射时间长、低聚合温度等优点，聚合温度只有50~60℃，大大降低骨水泥渗漏的风险和骨水泥聚合热效应，避免肺栓塞和神经损伤，大大提高了PVP的安全性，但仍存在不可降解、无生物活性等不足。

2. 矿物质骨水泥　由于PMMA的上述缺点，研究者们在寻找能克服这些缺点的替代物。羟基磷灰石陶瓷（HA）太脆、不易塑形，虽然其成分与骨矿相同，具有良好生物相容性，但植入体内后，不能被降解吸收。

磷酸三钙陶瓷（TCP）生物相容性好，但降解吸收太快，其在体内的最终成分仍是TCP，且可塑性也差。自固化磷酸钙骨水泥（calcium phosphate cenment，CPC），也称为羟基灰石骨水泥（hydroxyapatite cement，HAC），其组成包括固相和液相。固相主要有磷酸四钙、磷酸三钙、二水磷酸氢钙、无水磷酸氢钙、磷酸二氢钙等之中的至少两种，还可以有氟化物、半水磷酸钙等。液相可以是蒸馏水、稀酸、血清、血液等。不同的磷酸盐在液相中发生水化反应，其最终产物也是唯一产物——羟基磷灰石（HA）。这些反应可以在人体环境中（pH中性、温度37℃）很好地进行。CPC的一个重要特点就是能够自行固化，粉末与固化液调和为牙膏状后。3~15分钟内凝结且与骨直接黏结，产品固化程度不低于35kPa。CPC的充填处不能有积血和活动性出血，否则会对固化的强度产生影响。CPC植入动物体后血钙、血磷和碱性磷酸酶均处于正常水平。CPC综合了上述植入物的优点，生物相容性好、人体吸收容易、可塑性好、固化时不放热，不引起炎症反应、无癌、不引起过敏反应，其在体内的最终成分是HA，降解和新骨形成对等。用于椎体成形术时可做成粉末状，再用等渗盐水拌成糊状；使用时要注意其黏稠度要合适，太低易渗漏，太稠则注入困难，增加注入压力又恐引起静脉栓塞并发症。30分钟开始凝固，从而有合适的手术时间，4小时完全凝固。故在作为新的骨质疏松椎体加固和填充材料方面也有广阔的前景。

3. 其他材料　除了PMMA及骨矿物质水泥，尚有一些其他可供选择的加固材料。如一种有多孔结构的珊瑚状羟灰石材料，但由于它完全由羟磷灰石构成。不能被生物分解，在体内也很少被吸收，因此它在脊柱外科中的应用受到限制。另一些尚在研究中的加固材料包括Collagna（一种牛Ⅰ型胶原、羟灰石及磷酸钙的合成品）、药用石膏、骨生长因子等，但由于效果不确切、副作用较多，这些材料目前尚停留在实验研究阶段。

（三）椎体形成术中的穿刺途径

穿刺途径有以下几种：椎弓根途径、椎弓根外途径、后外侧途径（仅用于腰椎）及前外侧途径（仅用于颈椎）。

多数椎体形成术的经典途径是椎弓根途径，它具有以下优点：①有明确的解剖标志；②可使穿刺器械有效地植入椎体内；③较安全，可避免其他途径可能造成的损伤（如神经根、肺等）。

椎弓根途径的手术过程为：在C形臂机透视下，将穿刺针置于病椎椎弓根的外上象限（左侧为10点钟位置，右侧为2点钟位置），调整穿刺针方向，缓慢钻入椎弓根，调整C形臂机探头显示侧位像，继续钻入至椎体前中1/3交界处，将针尖斜面朝向对侧，将针芯推出，注入少量造影剂，观察静脉回流情况。椎弓根途径的缺点是其在冠状面调节范围较小。正位片上和上腰椎的椎弓根几乎是垂直的，虽然椎弓根较宽大且在T_5允许较倾斜地钻入椎体。这样穿刺较安全，但在单侧穿刺灌注时不利于骨水泥到达对侧。

椎弓根外途径避免了椎弓根途径上述的缺陷。首先，由于其通过椎弓根外侧进入椎体，因此允许采用较粗的穿刺针。此外，该途径可使穿刺针较椎弓根途径更好地到达椎体中央，至少在理论上允许用单侧穿刺灌注。其弊端是如果穿刺针靠近椎体后部，可增加骨水泥通过椎体间静脉入椎管的可能，而降低该危险的一种方法是将穿刺针置于椎体前1/3。椎弓根外途径在胸椎有可能会损伤肺导致气胸。还有一种潜在的危险是，当穿刺针移走后，骨水泥有通过穿刺孔洞的可能（在后外侧途径亦有可能）；但这种可能性很低，只要在骨水泥开始固化后再取出穿刺针就可以避免，该途径多采用凝固较快的骨水泥。

后外侧途径与椎弓根外途径较为相似，但穿刺针可更深地进入椎体，而且仅通过椎体侧壁。由于该途径可造成神经根的永久性损伤，故应谨慎使用。

在颈椎，由于椎弓根途径很难操作，因此多采用前外侧途径。穿刺时应尽量避免损伤颈动脉鞘，术中术者可将其推离穿刺途径。由于颈椎发生骨质疏松性骨折的可能小，因此，颈椎的椎体形成术较少，更多的是用于治疗颈椎肿瘤。

无论是椎弓根途径还是椎弓根外途径，在侧位相上针尖均应位于椎体前半部，最好将针尖置于体前中1／3。

（四）椎体成形术的临床疗效

PVP对肿瘤及骨质疏松性骨折的止痛效果都非常理想，疗效评价主要是根据缓解疼痛和防止椎体塌陷的情况。前者的效果在术后立刻产生，90%以上患者能在6～72小时（平均36小时）内立即止痛，不需要再使用镇痛剂。但对重度压缩骨折（椎体压缩65%～83%）的有效率仅为67%，1999年，Gangi等报道PVP治疗骨质疏松性压缩骨折105例，转移性肿瘤、骨髓瘤69例，绵状血管瘤11例，止痛有效率分别为78%、83%、73%。Cotton报道随访37例6天～6个月（平均4.2个月），36例疼痛得以解除或明显改善，仅1例无效。另据文献有限的病例报告，所有的以加固椎体为目的的患者，术后随访过程中均未出现椎体塌陷。

文献报道，2001～2004年，某院采用PMMA作为填充材料施行椎体成形术约47例（67个椎体），其中骨质疏松性压缩骨折40例，椎体血管瘤3例，椎体转移瘤3例，单纯使用椎体成形术44例，3例与后路内固定合用。绝大部分病例（43例，92.9%）的术前症状在术后当天获得缓解，3例在术后3周得到缓解。1例存在持续疼痛。VAS评分从术前的（7.2±1.4）分下降至术后的（2.7±1.8）分，椎体高度增加约25%，骨水泥渗漏率约12%，多为椎体前方渗漏，2例为后方渗漏，其中1例无症状，仅1例需要去板减压，无肺栓塞等并发症。随访发现4例手术椎体再次骨折塌陷，1例近节段有压缩骨折。

近几年来，国内外文献均有大量的临床随访，均提示PVP对骨质疏松性压缩骨折是一种长期有效的缓解疼痛的方式。有国外学者曾对69例（121个术椎）进行至少5年的临床随访，手术前后VAS评分下降平均4.9分，除去自然死亡的患者，有75%的患者在术后5年内VAS评分保持相同基线。另有25%的患者发生术椎邻近节段椎体骨折。

（五）手术适应证与禁忌证

1. 手术适应证

（1）骨质疏松致压缩骨折者中有如下情况者：①卧床休息及药物治疗34周无效者；②不能耐受止痛药物者；③年龄较大（＞65岁）有疼痛症状者。

（2）椎体恶性肿瘤致压缩骨折患者中有如下情况者：①椎体塌陷程度不超过原椎体高度的2／3者；对椎体压缩高度超过70%的患者选择有争议，有椎体压缩超过70%经改良穿刺方法从远侧面进针成功施行椎体成形的报道；②椎体的后缘不一定完整，但没有脊髓压迫和硬膜外侵犯者；③疼痛不是主要由神经受压迫引起者。

（3）侵袭性椎体血管瘤患者中有如下情况者：①有疼痛的临床症状但无X线表现者，可选择性行椎体成形术，缓解疼痛；②既有临床症状又有X线表现，但无神经痛及神经压迫症状者，可经皮穿刺椎体注射酒精入瘤组织配合椎体成形术；③无临床症状但

X线见骨质破坏者，可暂时随访观察。

（4）椎体转移瘤患者中有如下情况者：①转移所致椎体塌陷引起严重的腰背疼痛，需卧床休息和服用止痛药来缓解者；②放疗前为防止椎体塌陷者；③放疗或化疗后疼痛不能缓解者；④转移瘤所致脊柱稳定性下降者；⑤有手术禁忌证或不愿手术者；⑥需要手术治疗的患者，术前行PVP术可增加椎体的强度，栓塞部分动脉，减少术中出血。

2. 手术禁忌证

（1）绝对禁忌证：①无症状的稳定骨折者；②凝血功能障碍者；③药物等其他方法治疗有效者；④椎体骨髓炎者；⑤对PVP术中所需材料过敏者；⑥非骨质疏松的急性创伤性骨折者。

（2）相对禁忌证：①椎体骨折线越过椎体后缘或椎体后缘骨质破坏、不完整者；②椎弓根骨折；③严重压缩骨折：上胸椎压缩比超过50%，腰椎压缩比超过75%；④严重心脏疾病、体质极度虚弱，不能耐受手术者；⑤成骨性转移性肿瘤者；⑥合并神经损伤、病变已经侵及脊髓造成截瘫无疼痛症状者；⑦患者存在活动性感染（非原发病引起）；⑧一次对3个以上椎体行PVP时，大量被栓塞的髓质有引起肺栓塞的可能，也应被视为相对禁忌。

二、经皮椎体后凸成形术

经皮椎体成形术（PVP）被广泛应用于脊柱肿瘤和骨质疏松性骨折的治疗，取得了良好的疗效。但是由于PVP是在病变椎体中注入一定量的骨水泥，对于压缩的椎体不能起到有效地复位作用，后凸畸形保留。脊柱后凸可在许多方面产生负面影响：在生物力学方面，脊柱后凸使患者的负重重心前移，以致患者失去平衡，增加了摔倒的危险性，从而使受伤的潜在可能性增加；患者负重重心的改变也加大了椎体所承受的负荷。使椎体容易发生骨折；腰椎或胸椎椎体压缩骨折引起的后凸畸形更使肺活量降低，加重原有的限制性肺病。另外，PVP中骨水泥的填充不受控制，骨水泥的渗漏成为限制PVP应用的主要原因。有报道，在骨质疏松性椎体骨折的治疗中，骨水泥的渗漏达35%，脊柱转移瘤则高达65%。

（一）经皮椎体后凸成形术的历史

1998年，出现了一种可膨胀性气囊（inflatable bone tamp，IBT），其可应用于骨折复位和（或）在骨松质内造成空腔。Garfin首先提出了经皮椎体后凸成形术（percutaneous kyphoplasty，PKP）的设计构想，Lieberman和Dudeney应用IBT在人体行后凸成形术，将IBT经皮穿刺植入椎体，充气扩张后再注入骨水泥。PVP能固定椎体，缓解疼痛，但不能改善椎体畸形；PKP既恢复压缩椎体的强度和硬度，又可部分恢复压缩椎体的高度，矫正后凸畸形，并且充气后使椎体内压力降低，使骨水泥注入更加安全，取得了较PVP更好的治疗效果。以色列Disc-O-Tech公司发明的一种新型后凸成形系统Sky膨胀式椎体成形系统（spinal kyphoplasty bone expander system）已开始应用于临床。Sky骨扩张器经工作通道插入塌陷的椎体，通过高分子聚合物围绕轴心的皱折叠出达到扩张的作用，从而复位骨折椎体，并在椎体内扩张出特定直径的空腔，然后回旋装置，使皱折叠出的聚合物材料恢复为平整状态并从椎体内拔出，然后向椎体内注入骨水泥。其类似球囊的作用，不同的是利用聚合物折叠出代替球囊胀，从而克服了球囊膨胀过程中扩张方向不能控制的不足。不同型号的骨扩张器均以特定的膨胀直径准确膨胀，其膨胀的长度又可通过简单的旋转把手来控制，扩张方向可通过术者手动控制，膨胀后的形态是固定的，可在体内产生一个特定形态的空腔。

（二）经皮椎体后凸成形术的生物力学研究

至于经皮椎体后凸成形术的生物力学研究，Belkoff等采用骨质疏松椎体模拟骨折后，对用气囊扩张椎体强化和单纯椎体强化的效果进行比较，发现前者能恢复椎体高度丢失的97%，且能恢复椎体初始的强度和刚度，而后者仅能恢复椎体高度丢失的30%，能恢复骨折前椎体强度，但不能恢复刚度，Wilson等用$T_{1\sim12}$的脊柱标本，将T_{11}模拟骨折，对骨折状态、单纯注入骨水泥及气囊复位注入骨水泥三组进行脊柱稳定性测试，结果显示单纯注入骨水泥及气囊复位注入骨水泥在伸屈范围均能减少中立位柔度［减少（25±23）%］和最大载荷柔度［减少（23±20）%］；在侧凸范围，减少中立位柔度［减少（34±20）%］和最大载荷度［减少（20±17）%］，但两组间比较无明显差异。

（三）经皮椎体后凸成形术的临床疗效

Stephen等对2组各16例骨质疏松性VCF分别施行PVP和PKP，结果显示PKP对椎体高度损失有明显着的恢复作用（97%），而PVP（30%）明显低于PKP；两者均显著增加椎体强度；PKP可恢复椎体的稳定性至初始状态，而PVP则否。Liberman等采用椎体后凸成形术治疗30例（70个椎体），术后椎体平均恢复了47%的压缩高低，SF-36评分从11.6升至58.7，骨水泥渗漏的发生率为8.6%，除1例因术中输液过多引起肺水肿外，没有严重并发症的发生，随访6个月，无1例复发，Wade等报道，28例PKP患者术前平均椎体高度损失为（79±22）%，术后平均椎体高度恢复为（99±13）%，没有出现1例骨水泥渗漏。另外，Gaxfin等对340例（603节）骨质疏松性椎体压缩骨折进行PKP治疗的多中心研究结果表明，临床症状改善率90%，刘尚礼等采用Sky后凸成形术治疗的87例（112个椎体）骨质疏松性椎体压缩骨折患者，按照tenants分级，一级29个椎体，二级48个椎体，三级35个椎体；新鲜骨折51例，陈旧性骨折36例；术前VAS评分8.7分，平均随访8.6个月，所有患者疼痛消失或明显减轻，术后第3天的平均VAS评分为14分。无严重并发症发生，脊柱后凸角由术前平均20.9°恢复为平均12.4°，疗效满意。

PKP的疗效确定已成为毋庸置疑的事实，然而PKP与PVP疗效相近，目前研究尚不能对两者孰优孰劣得出肯定性结论。虽然Shiliang Han在进行的meta分析中得出，7天内短期效果PVP要优于PKP，而中远期效果PKP更优，在骨水泥方面两者无差异。而Dan Xing进行的meta分析中得出PVP和PKP在短期和中远期的随访中对于疼痛的疗效是无差别的，而与PVP相比，PKP更能恢复后凸角度，提高椎体高度，减少骨水泥渗漏等并发症，这一结论也是众多国内外临床文献的一致结论。

（四）手术适应证与禁忌证

后凸成形术的适应证与PVP相同，主要为因骨质疏松和肿瘤引起的疼痛性椎体压缩骨折。另外，其还可用于胸腰椎爆裂性骨折的治疗。

球囊扩张椎体后凸成形术治疗的排除标准也与PVP非常相似：①无痛的VCF或者VCF不是疼痛的主要原因；②骨髓炎或全身性感染的存在、向后方凸出的骨块，或者是位于后方的可能危及椎管的肿瘤团块等。

第二节　手术操作

一、经皮椎体成形术

（一）器械结构

根据病变椎体水平和椎弓根大小选用不同长度和直径的带芯穿刺针，颈椎一般用14G或15G，长7~10cm，前端呈尖锥形或斜坡形的穿刺针。腰椎一般用10G，长10~15cm，前端呈斜坡形的穿刺针。用普通一次性注射器或旋转加压式注射器，利于骨水泥向体内注入（图3-1）。

（二）术前准备

1. 常规检查　术前常规做心、肝、肺、肾及凝血功能检查。同时，行椎体正侧位X线片和CT扫描，脊柱肿瘤患者再行MRI检查，MRI不仅能够反映椎体塌陷的程度，还能排除脊柱的其他疾病，如椎间盘突出、椎管狭窄等，因此患者术前应行MRI检查。骨扫描也可用于确诊VCFs。

2. 术前有关功能训练　胸腰椎压缩骨折术患者术中需要患者于俯卧位至少1小时。故术前要患者锻炼卧位的耐受程度，最好每次可卧2小时以上。具体方法为患者的肩部和头部下方置放枕头作为支撑，使患者的胸部和腹部保持轻度悬空，以利于呼吸更为通畅，并减少俯卧时腹压增高而引起的静脉血增多。

3. 必要器械准备　术中需要做C形臂机定位及应用微创手术器械等。C形臂机定位像要清晰可靠，防止其他因素干扰，确保手术安全和顺利实施。颈椎手术中最好在CT

下进行，故需行CT机的准备。

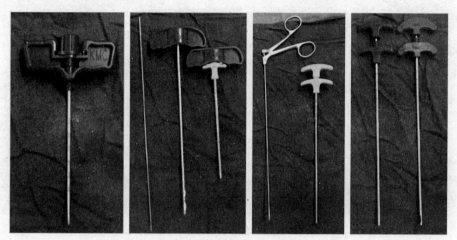

图3-1　椎体成形器材

4. 患者知情同意书　PVP常见有脊髓损伤、骨水泥反应及骨水泥渗漏等并发症，要如实说明开展微创手术的安全性、科学性、实用性及手术优缺点，以及术中相关的并发症，征得患者和家属同意后签字，以免术后医患之间发生纠纷。

（三）麻醉

常采用局部麻醉以使患者舒适和放松，通常不需要静脉麻醉，只要给予适当的局部麻醉，术中仅有轻微不适。无论哪种局部麻醉都应对穿刺点、穿刺途径和骨膜做充分的药物浸润。麻醉充分，穿刺时患者仅会感到轻微不适。

一般较少使用全身麻醉，但对于疼痛严重不能俯卧的或有精神疾病的患者应予全身麻醉。对于常规的椎体成形术尽量避免采用全身麻醉，因其可能增加手术风险，而且增加手术费用。术中监护至少包括心律、血压、心电图及血氧饱和度等，供氧设备是必需的。由于术中可能需要清醒麻醉（少数全身麻醉患者），或出现过敏反应（显影剂或骨水泥）等，应配备相应的抢救人员和设备。

（四）体位

颈椎穿刺时采用仰卧位，使颈部过伸。胸腰椎穿刺时采用俯卧位，使腹部悬空。

（五）操作步骤

1. 常规消毒铺单，在C形臂机透视下根据椎弓根的位置确定双侧皮肤进针点，局麻浸润至骨膜（图3-2）。

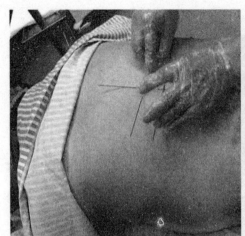
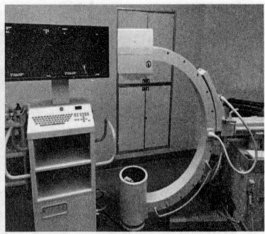

图3-2 患者取俯卧位，术前C形臂机体表定位

2. 以进针点为中心在皮肤上行一小切口，插入含套管的穿刺针并抵至骨膜，C形臂机透视下确定导针在椎弓根内，并与椎弓根的方向一致（图3-3）。

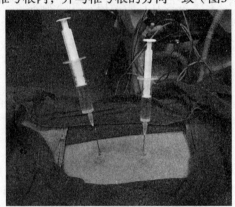

图3-3 常规局部麻醉

3. 在C形臂机透视下逐渐进针，并保持导针位于椎弓根内，至针尖抵达椎体的前中1／3交界处停止进针，期间，当针尖至椎弓根的1／2时，透视正位，如针尖位于"眼睛状"椎弓根影的中线处，则说明进针正确，可在侧位透视下继续钻入。

4. 针尖到达病变预定部位后，可注射3～5mL造影剂观察针尖是否位在基底椎静脉或其他大的回流静脉之内或紧邻这些结构，若非位于此位置可行进一步操作。

5. 用注射器或骨水泥储存器（Confidence骨水泥注射时用）吸入事先配好的骨水泥，在透视下注入椎体，注射过程中在侧位C形臂机密切监视注入物的充填及扩散情况，边注入边将套管退至椎体后缘，期间一旦发现骨水泥渗漏则立即停止注射。骨水泥的注射量一般为2～10mL。有报道颈椎平均为2.5mL，胸椎为5.5mL，腰椎为7.0mL（图

3-5）。

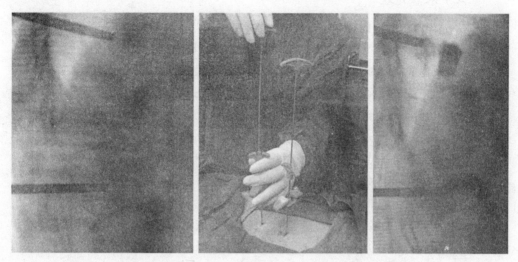

图3-5　针尖抵达椎体前1/3，推入骨水泥反复透视，并逐步退出通道

6. 骨水泥凝固后，退出套管，观察10分钟，生命体征平稳，结束手术（图3-6）。

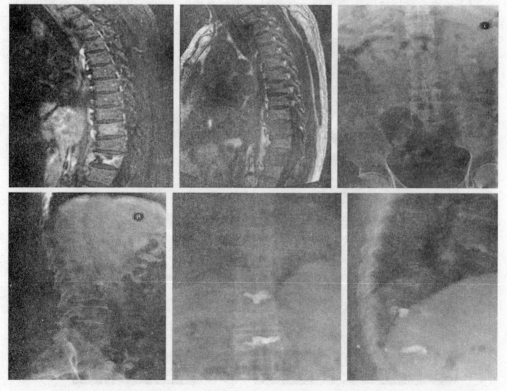

图3-6　术前、术后对比，骨水泥填充椎体内部，无渗漏，椎体高度有所恢复

（六）术后处理

术后第1小时患者应保持仰卧位，因为含PMMA的骨水泥90%在术后1小时达到最大强度。在此期间应每隔15分钟检查1次患者生命体征，同时检查患者感觉和运动功能。如感觉改变或疼痛持续加重应早期检查，包括对手术区域行CT扫描以观察有无骨水泥渗漏，如有，应立即手术治疗。如果术后1小时内没有出现不适，患者可坐起并在2小时后下床行走，但护理监测则仍应继续。如2小时后未出现异常，可予出院，仍应有人监护其24小时，并追踪随访。

但是，必须明确一点，骨水泥虽然稳定了伤椎，但是其并不与骨松质生物结合。在伤椎自然愈合前，骨水泥周围骨松质在应力下仍然可能发生微骨折，造成椎体塌陷，引发新的症状复发。因此，在这时段内仍需要多休息，下床行走时佩戴腰围保护。另外，多数患者在术后的腰背肌肉力量仍未恢复正常，应该在医师指导下进行背肌锻炼，如仰卧挺腹等。腰背肌力量的增强对术后远期疗效的保持起很大作用。

二、经皮椎体后凸成形术

（一）器械结构

PKP器械主要包括可扩张球囊、穿刺针、手动骨钻、导针和带有压力传感器的注射装置。Sky椎体后凸成形器械包括Sky骨扩张器、穿刺针、手动骨钻和导针等（图3-7）。

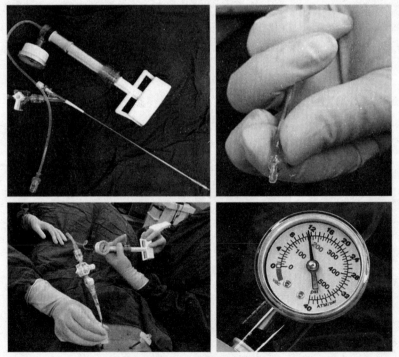

图3-7　球囊扩张系统

（二）术前准备

1. 常规检查　术前常规做心、肝、肺、肾及凝血功能检查。同时，行椎体正侧位X线摄片和CT扫描。脊柱肿瘤患者再行MRI检查。

2. 术前有关功能训练　胸腰椎压缩骨折术患者术前锻炼俯卧位的耐受程度，最好达每次可俯卧2小时以上。

3. 必要器械准备　术中需要做C形臂机定位及应用微创手术器械等。C形臂机定位像要清晰可靠，防止其他因素干扰，确保手术安全和顺利实施。

4. 知情同意书　PKP和Sky椎体后凸成形术常见有脊髓损伤、骨水泥反应及骨水泥渗漏等并发症，术中有关相应的并发症，征得患者和家属同意后并签字，以免术后医患之间发生纠纷。

（三）麻醉

与PVP相同，常采用局部麻醉以利患者舒适和放松，通常不需要静脉麻醉，一般较少使用全身麻醉，但对于疼痛不能卧的或有精神病的患者应予全身麻醉。术中监护至少包括心律、血压、心电图及血氧饱和度等。

（四）体位

穿刺时采用俯卧位，使腹部悬空。

（五）操作步骤

1. 通常PKP采用的方法是双椎弓根途径。当椎弓根太小以至于无法容纳后凸成形术的工具时（通常在胸椎的中上段），则必须采取椎弓根外途径。具体步骤如下：

（1）C形臂机透视定位，并调整监视器至显示病椎终板成一直线，即X线完全平行于终板，两侧椎弓根的形状必须对称并与棘突的间距相同。常规消毒铺巾，在C形臂机透视下根据椎弓根的位置确定双侧皮肤进针点，局麻浸润至骨膜。

（2）以进针点为中心在皮肤上行一小切口，插入含套管的穿刺针并抵至骨膜，C形臂机透视下确定导针在椎弓根内，并与椎弓根的方向一致。

（3）在C形臂机透视下逐渐进针，并保持导针位于椎弓根内，于椎体后缘时，抽出穿刺针的内芯，置入导针。拔出穿刺针，按序沿导针置入扩张套管和工作套管使工作套管的前端位皮质前方2~3mm处。

（4）将精细钻经工作套管用手指的力量缓缓钻入。当侧位显示钻头尖到达椎体1/2处时，正位应显示钻头尖不超过椎弓根影与棘突连线1/2处：当侧位显示钻头尖到达椎体前缘时，正位应显示钻头尖靠近棘突边缘、采用与钻入时相同的旋转方向边旋转边取出精细钻，用带芯的骨水泥推入管核实椎体前缘皮质末破裂后，放入可扩张球囊，其理想位置是在侧位显示位于病椎的前3/4处由后上向前下倾斜。同样方法完成另一侧的穿刺和球囊的放置。

（5）连接注射装置，同时扩张两侧球囊。当压力达到50psi时，取出球囊的内芯导丝，逐渐加压力至球囊扩张满意，一般不超过200psi，同时C形臂机监视球囊扩张情况。当球囊已扩张达终板预计的椎体复位效果或椎体四周皮质时，即停止增加压力。

（6）调制骨水泥至较黏稠的拉丝期时，将灌入骨水泥推入管。抽出球囊内液体，取出球囊。将骨水泥缓慢置入，在置入过程中如出现骨水泥向椎体后缘方向流动时即停止。15mm长的球囊体积不超过4mL，20mm的不超过6mL，通常每侧注入2~6mL。术后平卧至少1小时，以利于固化。

（7）骨水泥固化后，旋转工作套管（为了使其不被黏合在骨质中）取出，切口给予压迫止血（图3-8、9）。

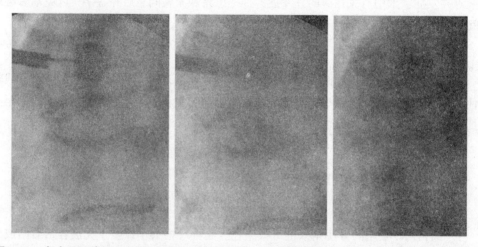

图3-8　术中C形臂机透视见球囊位于椎体中央，椎体高度恢复，通过通道注入骨水泥，均匀分布在椎体内部，无渗漏

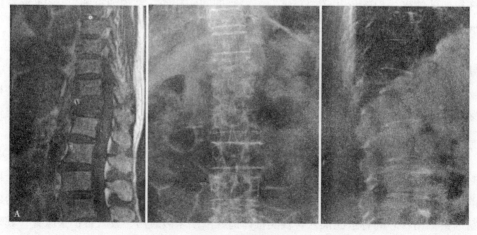

图3-9　术前MRI

2. Sky椎体后凸成形术常采用单侧椎弓根内途径；严重压缩性骨折，可在双侧同时进行重建。具体步骤如下：

（1）C形臂机透视定位，并调整监视器至显示病椎终板成一直线，即X线完全平行于终板，两侧椎弓根的形状也必须对称并与棘突的间距相同。常规消毒铺巾，在C形臂机透视下根据椎弓根的位置确定皮肤进针点，局麻浸润至骨膜。

（2）以进针点为中心在皮肤上行长约3～5mm小切口，插入含套管的穿刺针并至骨膜，C形臂机透视下确定导针在椎弓根内，并与椎弓根的方向一致。

（3）在C形臂机透视下逐渐进针，并保持导针位于椎弓根内，于椎体后缘时，抽出穿刺针的内芯，置入导针，导针远端约位于离椎体前缘3／5处。

（4）取出外层套管。将扩张器接上通用把手，然后套入手术套管内，经导针扩张组织，直达椎弓根。取出扩张器和通用把手，并前推手术套管，使手术套管嵌入推弓根，深度约3mm。将直径为5.2mm的钻头接上通用把手，经导针和手术套管以手动钟摆式钻入椎体，从而建立Sky骨扩张器的置入通道（此过程中导针不可有前移）。当侧位透视显示钻头尖端接近椎体前缘时，正位透视应显示钻头尖端尽量越过正中线。

（5）将Sky骨扩张器经过手术套管插入椎体通道内，确定安装手柄处于正确的方向（标有刻度的两面对应患者的左右侧）和确定扩张器处于椎体内恰当的位置后，在透视下顺时针旋转安装手柄的操作把手逐段膨胀骨扩张器

（6）通过C形臂机监视骨扩张器和骨折复位情况。当骨扩张器完全膨胀或骨折复位满意后（骨扩张器可不必完全膨胀），逆时针方向旋转操作把手，骨扩张器即可回至原始管状结构和直径，取出骨扩张器。

（7）调制骨水泥至合适黏度后注入椎体中。注射过程中在C形臂机侧位密切监视注入物的充填及打散情况，边注入边将套管退至椎体后缘，期间一旦发现骨水泥的渗漏则立即停止注射，骨水泥的注射量一般为2～6mL。

（8）骨水泥凝固后，退出套管，观察10分钟，生命体征平稳，结束手术。

（六）术后处理

同PVP术后处理。

第三节　注意事项

一、术中注事项

（一）经皮椎体成形术

1. 椎弓根穿刺技术要求高，术者必须有扎实的解剖学基础和开放椎弓根穿刺技术，并了解透视下的解剖结构立体空间特点。

2. 颈椎平面穿刺时，应避免损伤颈动脉和颈静脉，通过手法推移，使它们移出穿刺途径区。在胸椎平面穿刺时，应注意避免误伤脑膜，经椎弓根入路时，应避免损伤椎弓根内侧骨皮质而导致的骨水泥溢入椎间孔和椎管，特别是在上段胸椎水平。

3. 骨水泥技术要熟悉。过早注射骨水泥容易造成渗漏，太迟则需要很大的注射压力，骨水泥扩散不均匀，而且同样会造成渗漏。

4. 生命体征监测。不能因为是局麻手术而不安排麻醉师。

5. X线实时监测骨水泥的走向。

6. 不宜追求充填量或完全充满椎体。

（二）经皮椎体后凸成形术

1. PKP除了经皮椎体成形术相同的注意事项外，尚要注意以下几点。

（1）球囊扩张椎体后凸成形术时应采用两侧椎弓根穿刺灌注，这样可以均衡有效地恢复椎体高度，避免其发生倾斜。

（2）扩张球囊时最好两侧同时加压，这样可使塌陷的终板有效抬升复位，并可避免椎体倾斜；同时压力不要超过300psi，防止球囊破裂。

（3）缓慢、逐步扩张球囊，每次增加0.5mL，并经常检查球囊内压力是否降低，如果存在骨质疏松，可出现压力迅速下降。

（4）整个扩张过程必须在术者的视觉和双手感觉控制下，在扩张至终点后，记录球囊所用液体量，这个容量可作为注入骨水泥量的估计值。一般每侧约3mL，总量约6mL。

2. Sky椎体后凸成形术除了经皮椎体成形术相同的注意事项外，尚要注意以下几点。

（1）如果采用单侧穿刺，正位透视应显示扩张器末端越过正中线，这样才能完成正确复位和骨水泥充填。

（2）扩张前保证骨扩张器在椎体内处于一个合适位置十分重要，若扩张前骨扩张器靠近骨皮质或终板，那么在扩张过程中扩张器就有可能撑破椎体的骨皮质或终板，造成新发的椎体骨折，还会导致注射骨水泥时发生渗漏。

（3）术中导针穿入椎体不宜过深，一般到离椎体前缘3／5处即可。因为随后扩张组织、置入手术套管和建立骨扩张器置入通道等均有可能引起导针前移，而导针一旦前移有可能刺破椎体前壁，损伤椎体前面的大血管。因此，术中手术助手用血管钳夹持导针尾端以固定导针的位置有利于术者进行其他的手术操作。

（4）在置入手术套管时，手术套管的深度应适宜。置入过浅容易出现术中脱落。而一旦脱落再次寻找原先已经建立的穿刺通道往往不是一件容易的事；而置入过深会导致骨扩张器回缩，拔出困难。手术套管应嵌入椎弓根内，深度2～3mm，不能超越椎体后缘。

二、手术并发症的预防与治疗

（一）经皮椎体成形术

1. 近期并发症

（1）骨水泥渗漏性并发症

1）脊髓损伤：骨水泥可通过碎裂或破坏的椎体后壁，以及滋养孔经静脉窦进入椎管内，引起脊髓损伤。一旦发现骨水泥渗漏导致脊髓损伤，即应立即行后路椎板减压术。Lee等报道1例行T_{11}、L_1、L_2椎体成形术后出现T_{11}平面以下的感觉功能和运动功能的完全丧失，CT显示骨水泥渗漏入椎管，脊髓受到压迫，行$T_{10}～L_2$的脊髓后方椎板减压术后症状有所缓解。

2）神经根病：主要由于骨水泥通过椎体后壁及静脉渗漏入椎间孔，或骨水泥穿破硬膜囊进入硬膜内，压迫神经根而产生。在胸段主要引起肋间神经痛，可经局部封闭治疗而好转。在腰段可导致根性损伤，部分需行神经根减压术。Shapiro等报道1例行L_2椎体成形术后出严重的腰腿痛，左侧$L_{2～4}$神经根支配区的麻木，左侧髂腰肌肌力Ⅰ级，髋外展肌、内收肌、股四头肌肌Ⅱ级，要留置导尿管。CT显示左侧椎弓根内侧有管状骨水泥渗漏。术后12小时行L_2椎板切除术，术中去除硬膜外骨水泥后，见硬膜有一个4mm破口，囊内可触及骨水泥，切开硬膜发现左侧三条神经根被骨水泥所包裹，高速磨钻磨薄骨水泥后用神经拨离子将其和神经根分离，行L_1、L_3的椎弓根螺钉固定加植骨融合术。减压术后1～2周患者左下肢肌力恢复，仅残留左侧$L_{2～4}$神经根支配区的片状感觉减退，二便功能正常。另外，亦有部分为神经根灼伤，不需特殊处理。

3）椎旁软组织损伤：骨水泥渗漏至椎旁软组织引起的局部损伤，有报道骨水泥腰大肌渗漏，引起股神经麻痹，术后3天好转。

4）骨水泥椎间盘渗漏：骨水泥可通过破碎的终板渗入椎间盘，但一般不会引起症状。

为尽可能避免骨水泥渗漏，在行椎体成形术时，应严格按步骤进行穿刺。如选择经椎弓根入路，则由椎弓根外上缘进针，左侧10点位，右侧2点位；正位针尖达椎弓根影与棘突连线中点时，侧位针尖达椎体1／2处。只有正确的椎弓根穿刺，才能避免椎弓根穿破，保证工作通道四周均为骨壁，防止骨水泥注入时经椎弓根破口入椎管或椎间孔。推注骨水泥的整个过程应在高质量的双向透视监控下进行，一旦发现骨水泥靠近椎体后壁应立即停止骨水泥注入。如仅为侧位透视，椎内骨水泥影将可能与侧方渗漏骨水泥影相重叠，从而无法早期发现侧方渗漏。不应强求骨水泥的注入量，Martin等认为控制骨水泥的注入量是避免骨水泥渗漏的关键，骨水泥的注入量和患者的疼痛缓解程度并不呈正相关。骨水泥的固化时间因生产商和调配方法不同而不同，手术者术前应详尽了解，以免影响手术。

（2）骨水泥栓塞性并发症：脊柱的静脉没有静脉瓣，血流呈双向性，椎体周围静脉流入椎体中央静脉，经椎体后部的滋养孔入静脉窦与椎管内静脉交通，椎管内静脉经孔、椎弓间静脉进入椎管外静脉，经腰升静脉注入奇静脉，汇入下腔静脉回右心房入肺动脉。

1）肺栓塞：Tozzi等报道1例成骨不全患者因T_{11}自发性骨折行椎体成形术，治疗末患者出现严重的低氧血症、房颤、血流动力学不稳。超声心动图提示右心房右心室扩张，平均肺动压48mmHg。CT发现在左、右肺动脉内均有骨水泥存在。患者经呼吸机治疗改善支气管平滑肌收缩力、经药物及肝素治疗48小时，呼吸和循环功能均无改善，行开胸动脉切开取栓术，在左、右肺动脉内共取出骨水泥9g。虽然经过抗凝治疗，仍发现骨水泥栓子的表面大部分被血栓所覆盖，取栓术后第1天，患者即无静息呼吸困难，心律恢复窦性，平均肺动脉压降至40mmHg，患者口服抗凝药3个月。需要指出的是，并非所有的肺栓塞都出现临床症状。

2）脑梗死：为了防止骨水泥进入静脉系统，Martin、Jenson及Philips等都建议在注射骨水泥前，先注入对比造影剂，以了解椎体内静脉的引流情况，发现潜在的渗漏。如出现造影剂渗漏，则应调整穿刺针的方位。但Vasorcelos等认为造影剂滞留于椎体内将会干扰骨水泥注入时的监控。Groen等发现椎体静脉压升高处于"逆行性充血"状态，能有效地降低脂肪、骨髓、空气、骨水泥进入椎体内外静脉丛的风险，要做到这一点，需要麻醉师在球囊扩张和骨水泥注入阶段控制胸腹腔内压从而增加下腔静脉的压力，但是高胸腔内压会妨碍血液回流心脏，这对于年长患者是特别危险的，因此有控制地升高椎体静脉压需要手术医生和麻醉师的密切配合。

3）其他近期并发症：①硬膜囊撕裂：杨林等报道1例术中一侧穿刺管内有脑脊液流出，该侧即终止手术；②一过性疼痛加剧：术后一过性的经治病椎疼痛加剧可能与骨水泥聚合效应、炎症反应和局部缺血有关，可以用非甾体药物或类固醇类药物治疗；③一过性发热：PMMA聚合反应可引起局部的炎症反应，注射后几小时可发生一过性的发热或疼痛加重，一般服用解热镇痛药2～3天后症状缓解；④也有患者合并出现缺氧，吸氧后缓解；⑤硬膜外血肿：由于术后需使用肝素而出现硬膜外血肿，经血肿抽吸后恢复良好；⑥肋骨骨折：多见于严重骨质疏松者；⑦气胸；⑧头痛：Peer等报告2例椎体成形术后出现头痛，72小时后自行缓解，其认为这可能是一种经蛛网膜作用的结果；⑨一过性低血压：在骨水泥注射时出现一过性低血压，可能与骨水泥的毒性有关。

2. 远期并发症 由于椎体成形术治疗本身以及机体对骨水泥的异物反应会加速局部的骨质吸收，从而增加经治椎体再发生骨折的风险。此外，由于弹性模量和骨松质不同，经骨水泥强化处理后的椎体强度大于相邻未治椎体，这也会使邻近未治椎体将来骨折的可能性增加。Gradosa等对经椎体成形治疗的25例进行术后12～84个月的随访，发现有52%的患者出现新的骨折，分析后发现骨折发生在强化椎体邻近的为2.27，不在强化椎体邻近的为1.44。

（二）经皮椎体后凸成形术

相对于椎体成形术而言，后凸成形术在椎体内形成空腔，同时向椎体内空腔注射较黏稠的骨水泥，注射压力较小，因此骨水泥渗漏等并发症发生率较PVP低。文献报道椎体成形术的并发症为10%左右，后凸成形术的并发症为1%～2%。其余手术并发症的预防与治疗基本同经皮椎体成形术。PVP、PKP和Sky技术作为一种治疗骨质疏松性VCF的有效手段，已经广泛的应用于临床，但是虽然取得了良好的效果，仍存在一些问题，首先各种填充材料均不十分理想，均存在某些不足，例如：聚合时大量放热反应可导致神经损伤，骨水泥渗漏导致周围结构破坏，填充物进入静脉引起肺静脉栓塞，不能被吸收降解，不能诱导骨的生成等。因此寻找一种新的可吸收、可诱导成骨、无渗漏、无组织损害、无生物毒性的理想的填充材料将是一个发展方向；其次，骨质疏松性VCF经PVP和PKP治疗后，其邻近节段的椎体继发VCF的发生率明显升高，甚至高达50%，因此，对于如何防止其邻近椎体快速退变会成为研究热点。

第四章 胸腰椎显微内镜技术

第一节 概述

椎间盘镜技术是指采用显微内镜经椎板间隙入路，在监视器影像指引下进行椎间盘突出髓核摘除、椎板减压的一种脊柱微创手术技术。作为脊柱内境手术技术基础，最初被应用于临床也是最为核心的技术应用就是微内镜下腰椎间盘髓核摘除术（microendoscopic discectomy，MED），国内常简称为椎间盘镜，随着技术的成熟，目前该技术已被扩展运用于单侧入路双侧减压治疗腰椎管狭窄症、经椎间孔入路腰椎体间融合（transforaminal lumbar interbody fusion，TLIF）、后路椎间盘突出髓核摘除术等多方面。相比既往常规的开放椎间盘髓核摘除手术，椎间盘镜技术具有切口小、出血少、视野清晰、操作更安全、术后疼痛少、恢复快等诸多创优点，近年来的临床应用已充分表明其具有操作安全、临床疗效确切可靠，与公认的判断疗效"金标准"的显微镜下腰椎间盘髓核摘除术相比，两者疗效相似，但对于不擅长使用显微镜的脊柱外科医师而言，椎间盘镜技术学习曲线更短，更易被掌握。众所周知，微创脊柱外科是近年来继脊柱内固定技术之后脊柱外科飞速发展的又一个领域。充分体现了现代外科的发展趋势，任何一位脊柱外科医师都必须做好准备迎接这一新挑战，因此，作为脊柱内镜手术的基础，椎间盘技术是每一位有志于从事脊柱微创事业者应该掌握的基本手术技能。

一、椎间盘技术的发展史

显微内镜下椎间盘髓核切除术发展史

作为微创脊柱外科的重要组成部分，早在20世纪30年代，内镜设备就被尝试运用于进行椎管内检查，但真正意义上应用内镜技术进行脊柱疾病的诊断与治疗是始于20世纪80年代。1986年，Schreiber等首次使用改良的关节镜进行椎间盘髓核切除术，与穿刺技术相比，这种方法的优点在于能直视到椎间盘突出部位及受累神经根，主要缺点是光源系统与手术器械不能在同一工作通道同时使用。20世纪90年代初，Kamin及其同事开始探索关节镜下椎间盘切除术（arthroscopy microdiscectomy，AMD），术中需用生理盐水持续冲洗，主要适用于膨出型或突出型，而对于脱垂游离型突出并不安全，Kambin

回顾性总结600例手术，满意率为85%～92%，再次手术率不到2%，且具有手术时间短、出血少、可避免硬外痕形成的优点；但由于关节镜器械的局限性，影响到椎管内操作，且易出现神经血管损伤，因此该技术并未得到推广应用，此后，不断有尝试将各种内镜运用于脊柱外科，1996年4月，美国 SOFAMOR DANEK公司推出了第一代的经椎板间隙入路的显微内镜腰椎间盘切除系统，但仍存在一定的局限性，包括内镜不能重复使用、图像失真以及工作管道狭小限制操作等。发明者 Foley和Smith于1997年又研制出了经腰椎后正中入路的腰椎后路椎间镜手术系统（MED），利用直径16mm的工作通道从后方入路经棘肌到达椎板间隙，通过带有冷光源的内镜将信号传至工作主机并在荧光屏上清晰显示影像，可治疗伴或不伴侧隐窝狭窄的后外侧型腰椎间盘突出或脱出症，并于1998年报告了100例MED的手术，优良率达到96%。患者术后2～42天可恢复正常工作。Mathews和 Ditsworth几乎于同期报道了经椎间孔入路（transforaminal approach）的椎间盘切除术更适于极外侧型椎间盘突出症。而 Yeung在1997年推出的后外侧选持择性内镜下腰椎间盘摘除术系统（Yeung endoscopy spine system，YESS），则使脊柱内镜包括椎间盘镜技术真正迎来了飞速发展的时代。

1999年3月，美国 SOFAMOR DANEK公司经过改进又推出了第二代MED设备。其镜下视野放大率由第一代的15倍提高到64倍，提高了图像质量、减小了内镜直径，有多种型号的工作管道以及30°成角工作内镜头扩大了手术视野，便于对侧操作。通常采用正后方入路，只需对神经根症状侧椎旁骶棘肌进行有限扩张而非常规手术中的切开剥离、咬除少量上下椎板缘，不需要过多切除黄韧带即可显露神经根袖与椎间盘突出部位，故能最大限度地保留脊柱后柱骨性与软性结构，使其术后腰痛、腰椎不稳等并发症发生率明显减少，临床应用效果更加满意。到目前为止，仍然是临床应用最为广泛的椎间盘镜系统。随着MED微创手术器械的不断改进和手术技术的成熟发展，MED已成为治疗腰椎间盘突出症的一种非常重要的手术方式，甚至在多数国外医疗中心已替代"开窗术"成为常规首选术式。综合大量文献报道，其近期、远期疗效优良率已超过90%，已达到甚至超过常规手术疗效。

二、椎间盘镜技术扩展应用的发展史

（一）椎间盘镜技术在后路腰椎管减压与融合术中的应用

MED技术是将标准的显微椎间盘切除术和内镜技术完美结合，在MED技术成功应用于腰椎间盘突出症的治疗的基础上，METRx手术系统被扩展应用于治疗腰椎管狭窄症，即显微内镜下椎板减压术（microendoscopic decompressive laminotomy，MEDL），尤其是通过单侧入路进行镜下双侧椎管减压，其目的是在保证减压手术效果的基础上尽可能减少手术操作创伤、保持腰椎术后力学稳定性以及减少与手术相关的术后并发症。

单侧入路双侧腰椎减压技术最早由 Yeung于1988年提出，此后经过改良并成功地应用于临床，基础与临床研究也证实了该技术的有效性。Guiot等采用显微内镜对腰椎各节段椎管减压进行尸体研究，通过倾斜工作通道并运用30°角度镜头增大视野范围，内镜下单侧入路与内镜下双侧入路、开放双侧入路手术一样可获得相同的良好术野显露，表明单侧入路能满足中央管及双侧侧隐窝的充分减压，Khoo等自1999年开始应用显微内镜实施单侧入路双侧管减压，对25例腰椎管狭窄症随访1年，均取得与传统开放手术相近的疗效。2006年，Oertel等报道了对102管狭窄症采用单侧入路显微内镜下双侧减压，97.7%的患者术后症状即刻得到改善，平均5.6年的中期随访表明其疗效优良率为85.3%。Castro-Menendez等于2009年报道了对50例椎管狭窄症单侧入路显微内镜下双侧减压前瞻性临床研究，平均4年的中期随访结果，优良率达到72%，68%的患者感到主观满意，ODI评分平均增加30.23分，下肢痛VAS评分平均增加6.02分，腰痛VAS评分平均减少0.84分。这些研究结果表明单侧入路双侧减压不仅早期效果良好，其中远期疗效也令人满意。在椎间盘镜技术成功运用于单纯椎管减压之后，对于减压后医源性不稳或术前即存在不稳（包括部分滑脱症），后路腰椎椎体间融合术（PLIF）或经椎间孔椎椎体融合术（TLIF）是必要的治疗手段，随着微创理念的发展、相关应用解剖学研究的深入，以及手术器械的改进，尤其是经皮椎弓根钉技术的发展，椎间盘镜技术也逐渐扩展应用于椎管减压与椎间植骨等操作。2005年，Isaacs等率先提出应用显微内镜进行椎间摘除、椎间骨融合的TLIF手术，获得了与开放手术相当的疗效，但损伤更小。这种通过椎间盘镜即固定工作通道既能获取充分及有效的手术视野，相比扩张通道更能减少对椎旁肌肉的损伤，又有内镜手术的优势，真正实现了微创治疗的目的。

（二）椎间盘镜技术在胸椎微创手术中的应用

椎间盘镜技术在胸椎方面即显微内镜胸椎间盘摘除的应用报道较少，这主要与胸椎间盘突出症发病率低有关。Jho于1998年即报告了胸椎MED技术的要点，采用45°内镜可以经后路切除位于胸段脊髓前方即使已经钙化的椎间盘组织，避免了行经胸腔入路手术，将手术危及创伤降至最低。Perez-Cruet等于2004年采用该技术治疗7例椎间盘后外侧与中央型突出症，疗效良好。Smith等于2013年报道16例椎间盘镜治疗胸椎间盘突出症，无1例出现手术并发症或需要转为开放手术，单节段平均手术时间为153分钟，出血量69mL，平均随访24个月，优良率81%，表明胸椎间盘镜技术微创、安全、有效。

三、椎间盘技术在我国的开展现状

1999年，MED手术操作系统被我国引进并得到迅速推广，逐步有多家医院、医疗中心开展了MED手术，发展至今已经历了20余年，期间从对这项技术的质疑到热衷与积极开展，可谓是曲曲折折，个中原因复杂。近几年经脊柱全内镜技术发展迅速，其趋势大有超越当初MED技术在国内盛行的程度，甚至存在认为MED技术已过时、可被经皮脊柱内镜替代的观点，尽管如此，MED这项成熟技术还是得到绝大多数国内同行的认可，事实证明，其不仅有存在的价值，还具有不断发展的空间。

中山大学孙逸仙纪念医院骨科是国内最早开展该技术的单位之一，并在该新技术的全国推广应用中做了大量工作。从1999年2月至2003年2月，采用该技术共治疗腰椎间盘突出症274例（306个间隙），经平均18.5个月（8～48个月）的随访，优良率为93.4%。傅贤波等综合报道我国1999年8月至2002年全国开展的MED总例数为3717例（3833个间隙），获短期随访（＜12个月）的优良率占84%，使用疗效标准 Macnab或Nakai进行评定，优良率为（93.2±5.4）%或（94.3±3.3）%。此后，国内陆续有大量的关于MED临床应用的报道，并将MED运用于腰椎融合手术中，周跃等于2007年在国内率先报道了应用 METRx系统行椎间盘摘除、腰椎间植骨融合的PLIF手术，研究证实具有良好的初期临床效果；2012年，戎利民等报道了应用 METRx系统行经皮微创椎间孔入路腰椎椎体间融合术（MIS-TLIF）治疗单节段症等退行性疾病，同样获得了良好的临床疗效。

需要指出的是，与椎间盘镜设备在国内各医院的拥有普及率相比，其手术技术的推广与熟练应用并未得到相应的发展，尤其是在腰椎融合与颈椎方面的应用报道较为少见。究其原因，一方面在于部分脊柱外科医生对微创理念的偏差，仍认为常规开放手术切口并不大、操作也方便熟练、创伤不大，没必要再采用内镜手术，对于MED真正的优势以及熟练操作后带来的益处其实并不了解；另一方面与内镜技术学习曲线有关。由于缺乏规范的培训与指导，对MED开始时可能出现的困难与问题准备不足，甚至因为初期的不顺而放弃对其进一步的学习与应用。以上原因造成了MED在我国各地区、各医院的发展极不平衡。因此，只有通过树立正确的脊柱微创的理念、进行系统规范地培训与操作，才能缩短学习曲线，最终真正掌握及应用MED技术。

四、椎间盘镜技术的临床应用范围

MED自1997年问世以来，已在全球范围内得到广泛应用，并成为治疗腰椎间盘突出症的主要手术方式选择，同时MED技术被扩展应用于颈椎、胸椎节段，并联合应用经皮椎弓根钉等微创技术治疗各种腰椎退行性疾病。

（一）腰椎间盘突出间盘镜技术的应用

MED手术是传统腰椎间盘手术的微创化和内镜化。除可进行腰椎间盘摘除、椎板切除外，还可以完成侧隐窝扩大及椎体后缘骨赘的切除，手术适应证与传统开放手术相似。以往认为不适合甚至是手术禁忌的，通过术者手术熟练程度的增加、手术器械及手术技术的改进，也逐渐成为相对适应证或者适应证。适应证的选择经历了由窄至宽的变化过程，目前MED的发展已经几乎能完成所有常规开放手术所能完成的操作。

1. 手术适应证

（1）腰椎间盘突出症诊断明确，经正规保守治疗6～12周，疗效欠佳或反复发作，症状较重，影响工作与日常生活者。

（2）各种类型的腰椎间盘突出症，包括旁中央型与中央型突出、脱出型和游离型。

（3）腰椎间盘突出合并钙化。

（4）腰椎间盘突出合并侧隐窝狭窄。

（5）腰椎间盘突出症合并马尾综合征（视具体情况决定是否需急诊手术）。

2. 相对适应证

（1）极外侧型腰椎间盘突出症。

（2）复发性腰椎间盘突出症。

（3）中央型突出伴双侧下肢神经根症状。

（4）多节段腰椎间盘突出症，合并或不合并多节段椎管狭窄。

（5）椎间盘源性下腰痛。

（6）腰椎间盘突出合并终板炎。

（7）椎体后缘离断症。

（8）腰椎间盘突出症同时合并节段失稳，但一般情况差或严重骨质疏松不允许行融合内固定术者。

3. 手术禁忌证

（1）合并腰椎滑脱、椎弓峡部不连或骨折需内固定融合者。

（2）中央型椎间盘突合并严重中央椎管狭窄、椎体后缘存在广泛钙化或骨赘者。

（3）局部解剖层次不清或不完整，如二次手术局部粘连严重、椎板缺如。

（4）超过3个节段椎间盘病变。

（5）明显椎体终板硬化、椎间隙狭窄者。

（6）活动性椎间盘炎，蛛网膜炎。

（7）有严重心肺疾病的老年患者。

（8）腰椎间盘突出诊断不明确者。

（二）腰椎管狭窄症单纯后路减压椎间盘镜技术的应用

主要适用于单节段或双节段腰椎管狭窄症，其临床表现为以一侧症状为主的下肢神经根性疼痛麻木与间歇性跛行，如存在与活动密切相关的明显腰痛或机械性腰痛，则需考虑有无节段不稳。由于是镜下操作，其手术时间较常规手术有所增加，而这类病例多为中老年患者，常合并其他内脏疾病，因此，在选择微创手术的同时，必须权衡手术麻醉时间的延长对其影响，故镜下减压一般选择单节段狭窄病例，对于超过2个节段椎管狭窄者建议选择常规开放手术，具体入选标准包括以下方面。

1. 手术适应证

（1）腰痛伴下肢放射痛、麻木、间歇性跛行，影像学表现与临床症状一致，且节段明确，经过至少6个月保守治疗无效。

（2）单侧下肢根性症状，如存在双侧下肢症状，则以一侧症状为主。

（3）下症状重于腰痛。

2. 手术禁忌证

（1）影像学表现与临床症状不一致。

（2）先天性腰椎管狭窄。

（3）超过Ⅰ度的退行性腰椎滑脱与峡部裂性腰椎滑脱，或术前腰椎明显不稳。

（4）Cobb角超过20°的退行性腰椎侧弯或存在严重腰椎畸形。

（5）有同节段腰椎手术史。

（6）存在急性感染或肿瘤性疾病。

（7）超过3个节段腰椎管狭窄。

手术适应证的合理选择对于能否取得满意的术后疗效非常重要，采用单侧入路进行镜下双管减压，术者首先必须具备良好的MED手术操作技能以及丰富的经验，必须在术前通过临床表现以及影像学资料判断能否仅采用单侧入路达到双侧椎管减压的目的，尤其是能否满足对侧管与神经根管的减压的需要，如果不行则需考虑采用双侧入路甚至是开放手术减压。此外，术前需评估是否存在节段不稳以及可能出现的减压术后医源性不稳，需考虑行融合术。

（三）腰椎滑脱症MIS-TLIF中椎间盘镜技术的应用

采用大于常规MED工作鞘管直径的工作通道（≥20mm）即可完成根性症状侧的椎管减压、椎体间融合等操作，通过倾斜通道再行对侧减压，结合经皮椎弓根钉固定技术，可完成MIS-TLIF，因此椎间盘镜技术可被运用于需要融合的各种腰椎退行性疾病，包括部分腰椎滑脱症。这种固定通道相比目前应用更为广泛的可扩张通道，其直径更小，底部不需要扩张，椎旁肌牵拉扩张可显著降低；通道更易倾斜，内镜下视野更广，利于对侧减压操作；手术视野放大，较开放手术更清断，操作更精细安全，可最大限度地降低操作损伤。通道下椎间隙处理，结合术前俯卧位体位，轻度滑脱通常可获得较为满意的复位，尽管复位并不是治疗的主要目的。需要指出的是，该手术技术要求高。术者须有丰富的开放式手术尤其是内镜手术经验，必须经过采用内镜技术治疗单纯腰椎间盘突出症与腰椎管狭窄症大量病例经验的积累，同时需要熟练的经皮置钉技术，以尽可能缩短手术时间、减少射线暴露。

1. 手术适应证　主要适用于单节段或双节段腰椎滑脱症，对于双节段以上腰椎滑脱者建议选择常规开放手术，具体适应证如下：

（1）腰腿痛与间歇性跛行症状持续存在，影响正常生活，经3个月以上的系统保守治效果不佳。

（2）单节段或双节段Ⅱ度以内腰椎退行性或峡部裂性滑脱。

2. 手术禁忌证

（1）Ⅱ度以上腰椎滑脱。

（2）2个节段以上腰椎滑脱。

（3）有同节段腰椎手术史。

（4）严重骨质疏松或腰椎畸形。

（5）存在腰椎感染、肿瘤等疾病。

（6）合并严重内科疾病、有手术禁忌证者。

（四）胸椎间盘镜技术的应用

1. 手术适应证　仅适用于外侧型胸椎间盘突出，无钙化或轻度钙化。

2. 手术禁忌证　中央型突出，突出物完全位于硬膜囊腹侧；广泛严重钙化、且存在粘连；同节段有手术史；超过2个节段突出。

第二节　手术操作

一、术前准备

术前均行手术节段影像学，包括X线正侧位与过伸过屈动力位、CT及（或）MRI、椎管造影，必要时进行CTM检查。如何选择各项影像学主要取决于现有影像学资料是否与临床表现一致，如不一致则需要进一步检查，最后根据临床表现、体征、影像学检查明确诊断，需要明确是否为单纯椎间盘突出、是否存在椎管狭窄、是否存在节段不稳以及是否为多节段病变。

手术与设备准备主要包括椎间盘镜系统、术中透视设备（C形臂机或G形臂机）、患者麻醉体位准备，MED系统由显示监视系统、建立手术通道器械及下手术器械三部分组成。而麻醉与体位则根据不同术式决定。MED显示监视系统包括镜头、显示器、冷光源、摄像机和录像机，一般统一安置在台车上并置于术者对面（图4-1），此外，还包括镜头、光源与视频线，需术前进行消毒（图4-2）；建立工作通道器械主要包括穿刺针、不同直径的肌肉扩张管（直径5.3mm、10mm、14.5mm）、管状工作通道（直径16mm、18mm、20mm）、固定于手术床的自由臂装备（图4-3）；下手术器械包括各种规格的枪状咬骨钳、髓核钳、神经剥离器、直头刮匙及弯头刮匙、吸引器、神经拉钩、双极电凝等（图4-4）。MED手术操作必须借助一整套内镜设备与器械才能完成，术者需对相关设备与器械熟悉与掌握，能及时处理术中出现的各种问题与一些影响干扰手术视野的故障，在确保视野清晰的前提下准确、安全地操作，从而顺利地完成手术。

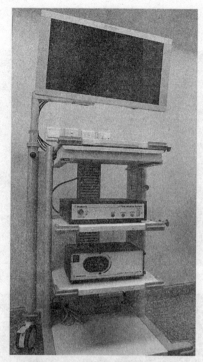

图4-1　显示监视系统

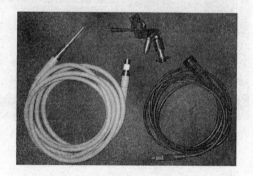

图4-2　镜头与光源、视频线

二、腰椎间盘突出症MED手术操作

MED手术操作步骤主要包括术前与术中目标节段定位、建立工作通道、终板与黄韧带切除、髓核摘除等，其中建立工作通道尤为重要。术者应严格规范操作，并对每一步骤中可能出现的各种情况具备相应处理措施及思想准备。

（一）麻醉与体位

通常采用硬膜外与气管插管全麻，一般采用腰硬联合麻醉即能达到满意麻醉效果，采取俯卧位，需确认腹部无受压，尤其是肥胖者，以免术中硬膜外静脉丛出血过多而影响术野操作。

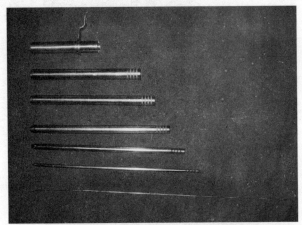

图4-3　软组织扩张管与工作通道

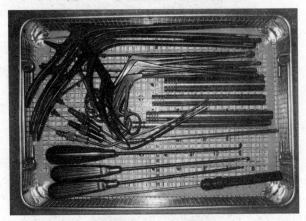

图4-4　手术器械

（二）切口与手术节段定位（以$L_{4~5}$为例）

根据体表标志或透视确认$L_{4~5}$椎板间隙，并于与之相对应的皮肤表面紧贴棘突旁标记一长约2cm的横向切口线，腰背部常规消毒铺巾，经切口皮肤用20号椎管穿刺针紧贴神经根症状侧棘突旁向深部穿刺，探及椎板间隙及其上下椎板缘，尤其是应探及到L_4椎板下缘（图4-5），注意勿穿刺过深穿破蛛网膜，造成术中脑脊液漏从而影响术野操作。切开皮肤、皮下，双极电凝止血，应避免切口过短造成皮缘受压过度而出现术后坏死。用穿刺导针经切口筋膜层向深部穿刺，术者需通过拇、食指控制穿刺深度，以免穿刺针经椎板间隙穿刺入椎管内而造成马尾、神经根损伤或蛛网膜破损造成术中脑脊液漏。针尖穿刺理想部位应位于L_4椎板下缘近小关节突内侧缘处，确认为椎板骨性结构，并避免

过于居中甚至到达对侧，必要时经透视确认，术者此时需将穿刺针尖锚固以免滑落（图4-6、7）

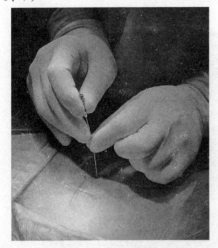

图4-5　细针穿刺

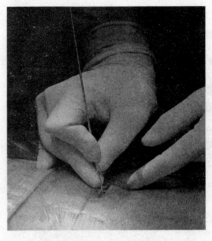

图4-6　穿刺导针

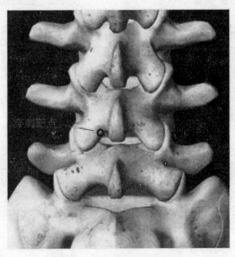

图4-7　理想穿刺部位

（三）建立工作通道

在穿刺导针引导下插入初始软组织扩张管，采用旋转动作将通过筋膜、椎旁肌肉达L_4椎板骨面。需避免直接向下过度用力，以避免与穿刺导针一起滑落至椎管内（图4-8），移除穿刺导针，上下方向滑动穿刺导针尖部探及与确认L_4椎板下缘（图4-9-11）。将其余扩张管沿初始扩张管按递增顺序插入行软组织张，并在上下、左右方向沿椎板表面移动行骨膜下剥离椎板表面附着软组织，需保持扩张管与骨面接触，停止剥离后扩张管应基本回到置入时的初始位置，否则表明发生移位（图4-12、13）。操作时必须始终保持以防止扩张管进入椎管内，扩张管插入深度一般为4cm左右，如明显超过且扩张管向周围剥离幅度有卡壳阻挡感，则极有可能已进入椎管内造成严重后果，尤其是术前影像学显示椎板间隙宽大者。

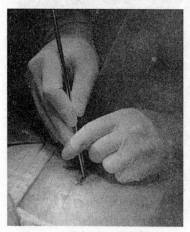

图4-8　置入初始扩张管图

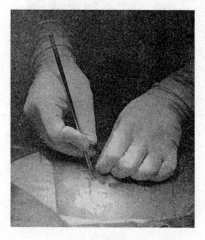

图4-9　初始扩张管上下剥离

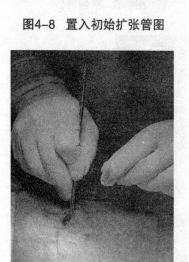

图4-10　初始扩张管左右剥离

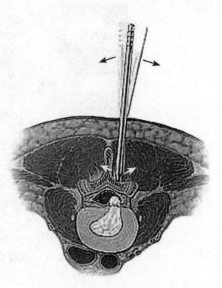

图4-11　初始扩张管剥离示意图

　　置入直径18mm工作通道套管（图4-14），连接自由臂两端，如术者为右利手，则自由臂固定工作套管于术者的左手侧，以避免影响操作，自由臂尽量伸展开避免过度扭曲以增加固定效果，移除扩张管，保持将工作套管牢牢地锚固于椎板及其间隙表面，拧紧自由臂（图4-15）。正侧位透视确认通道位置，如需调整，可重新置入较粗的扩张管于套管内，适当松开自由臂，并持续向下用力移动改变套管方向位置，这样可尽可能地阻挡周围软组织蔓延进入通道阻挡术野，从而达到手术视野良好暴露，至此工作通道建立完毕。良好的正位透视应显示通道紧贴棘突旁，并覆盖部分L$_4$椎板下部与大部分L$_{4\sim5}$椎板间隙，侧位透视通道对应于椎间隙平面；L$_5\sim$S$_1$节段与此相似（图4-16～19）。

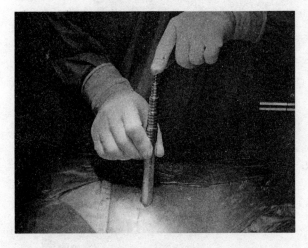

图4-12 递增扩张软组织

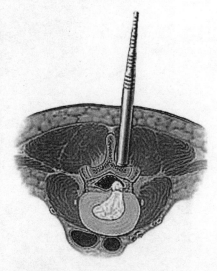

图4-13 递增扩张示意图

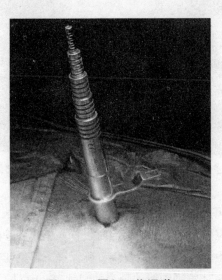

图4-14 置入工作通道

（四）镜下操作

1. 确认术野 用髓核清除椎板表面残余的肌肉软组织，用长头双极电凝烧灼附于工作套管周壁的残余肌肉软组织，可直视视野下的骨性结构进行初步判断通道位置是否

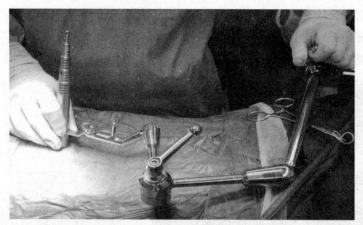

图4-15 连接与固定自由臂

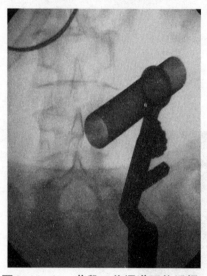

图4-16 L₄₋₅节段工作通道正位透视

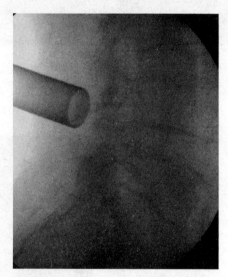

图4-17 L₄₋₅节段工作通道侧位透视

理想，确认后将显微内镜头与冷光源、传输线连接并固定卡压于镜头支架，将支架套于套管尾端并卡压固定，完成白平衡后镜头同时也置入工作套管内。选择镜头调整镜下视野，必要时调整清晰焦距。辨别确认后解剖，确保镜下解剖与实际解剖方位一致，通常镜下12点钟方位为患者躯体解剖中线即棘突棘间韧带，6点钟方位为外侧即为关节突部位，而3、9点钟方位取决于根性症状位于左侧还是右侧（图4-20）。举例说明：如为右侧根性症状，则术者站立于患者躯干右侧，镜下3点钟方位为L₄椎板即头端，9点钟方位为L₅椎板即尾端，视野中央即为椎板间隙与黄韧带，通常应显露更多的上位椎板，这与常规开放开窗手术视野相同，符合既往操作习惯，监视器与光源设备置于对侧，以方便操作（图4-21）。如镜头受到污染，可把内镜从工作通道套管中移出，用镜头纸清洁干净镜头，或用盐水灌注清洁镜头，视野清晰后方可进行镜下手术。

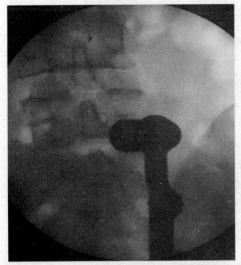

图4-18 L₅~S₁节段工作通道正位透视

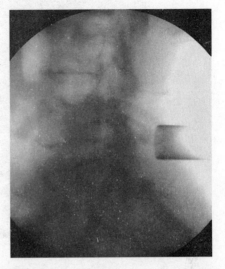

图4-19 L₅~S₁节段工作通道侧位透视

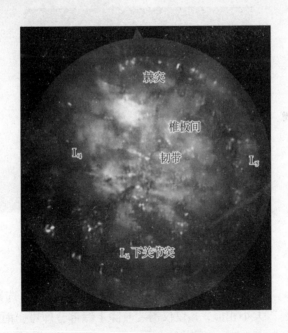

图4-20 镜下解剖定位

2. 切除椎板与黄韧带　首先用带角度刮匙沿L₄椎板下缘刮断椎板间韧带附着处，以方便置入椎板咬骨钳进行操作，逐一咬除L₄椎板直至显露黄韧带附着处，通常由较大空间的中央向外侧操作，以免一开始就从外侧操作在解剖不明的情况下易误伤神经根（图4-22）。上下椎板与关节突内侧部分切除范围取决于椎板间隙大小与突出情况，通

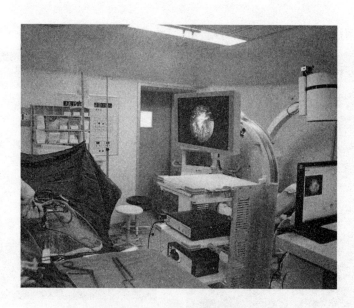

图4-21　MED手术场景

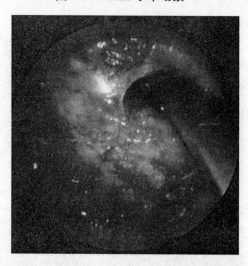

图4-22　咬除L$_4$下部分椎板

常与开放手术"开窗"大小相似，L$_5$仅仅需要咬除上缘部分即可，而关节突内侧部分应尽可能多地保留，关键在于下一步能否顺利与安全地切除黄韧带以进入椎管内。用直角剥离器于黄韧带深面进行游离松解（图4-23），将椎板咬骨钳置于黄韧带深面，采用大块或分块法小心咬除黄韧带，主要咬除其外出部分，尽可能保留中央部分以减少术后粘连，如黄韧带较厚，可分层咬除。在咬除过程中需反复用直角剥离器于黄韧带深面进行探查与松解，以确保勿损伤硬膜囊与神经根，大部分的神经损伤发生于此操作过程中，须格外仔细与谨慎（图4-24）。咬除黄韧带外侧部分即可显露硬膜囊及行走神经根

（L_5），可初步将神经根牵拉向中央显露突出椎间盘，根据显情露况与神经根牵拉张力决定是否需扩大椎板与关节突内侧部分切除范围，通常可沿神经根走行向远端、向外侧扩大减压范围，以创造足够的操作空间，避免过度牵拉神经根，必要时可调整工作通道（图4-25、26）。

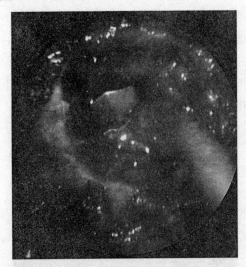

图4-23　用直角剥离器探查松解黄韧带深面

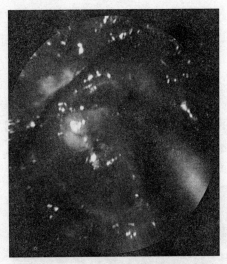

图4-24　分块咬除黄韧带

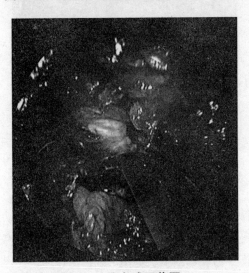

图4-25　扩大减压范围

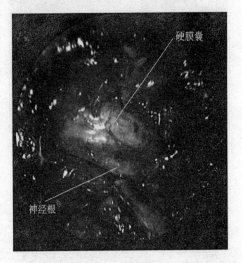

图4-26　清晰显露硬膜囊、神经根

3. 摘除突出椎间盘　辨别硬膜囊、神经根、神经根袖与突出椎间盘，用神经剥离器与带拉钩吸引器将神经根牵向中央，显露突出椎间盘（图4-27）。硬膜外静脉与纤维环表明静脉可用双极电凝烧灼，如出血较多双极电凝无法止血，可用脑棉片压迫止血。不同类型突出镜下操作有所不同，包容型突出往往神经根牵拉张力较大，先用带鞘手术刀切开张力较高的纤维环。稍挤压纤维环，突出髓核常挤出纤维环切开口，可将其摘除以减轻神经根牵拉张力，再探查椎间隙、摘除残余突出髓核（图4-28）；对于非包容型突出，突出髓核往往位于后纵韧带破口周围，可用带钩神经剥离器探查松解，需探查后纵韧带深面以及神经根周围甚至腋部；对于脱出游离型，有时黄韧带切除后即可显露，但此时往往视野不清，脱出物与神经根辨别困难，在未确认神经根并将其牵开、保护之前，切勿贸然用髓核钳夹取脱出物，需注意脱出物与神经根、硬膜与后纵带之间的粘连，如为游离型，需于神经根袖周围，神经根管、硬膜前方甚至椎间隙上下平面进行探查；对于合并钙化，原则上是摘除软性突出物，尽可能不切除钙化物以免增加术后不稳可能，如钙化物明显卡压神经根，则需采用骨刀等工具将其切除；对于极外侧突出，椎间孔型突出须向外咬除更多的关节突，用弯头髓核钳向外尽可能地将其摘除，而对于完全椎间孔外突出，需完全切除同侧关节突方可显露突出物，这将造成术后节段不稳，需考虑行融合术或改用经椎间孔入路经皮内镜手术。

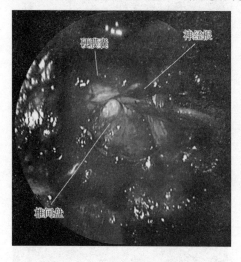
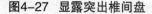

图4-27 显露突出椎间盘

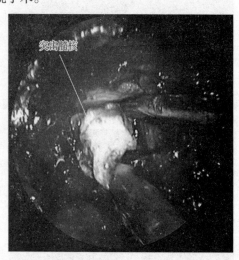

图4-28 摘除突出椎间盘

　　取出突出物或脱出物后即可处理椎间隙，可用带钩神经剥离器于椎内探查松动的髓核组织，用不同角度髓核钳清除椎间隙内残留突出髓核组织（图4-29）。检查所有摘除的髓核组织，如发现取出量与影像不一致，则要根据术中具体情况再进行探查，以免遗漏游离部分。镜下髓核摘除的手术操作实际上与开放椎间盘手术类似，最后探查神经根是否松弛与彻底减压（图4-30）。完成髓核摘除与神经根减压后，用盐水彻底冲洗椎间隙、椎管内与术野，需做到彻底止血。如纤维环破裂口整齐，可视具体情况用纤维环缝合器进行缝合。松开自由臂，慢慢地取出工作通道，镜下双极电凝对肌肉层出血都予以彻底止血。常规椎管外放置1根硅胶引流管，经切口引出，缝合筋膜与皮肤，术毕（图4-30）。

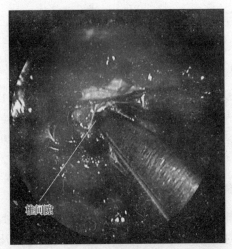

图4-29 摘除椎间隙内残余髓核示意图

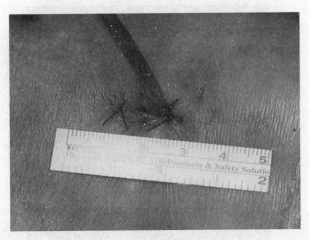

图4-30 术后切口与引流

三、显微内镜下单侧入路椎管单侧与双侧减压

　　内镜下减压手术操作与MED相似，其成功的关键在于工作通道的建立以及如何通过单侧工作通道获得对侧管的显露与减压。术者需具备良好的开放手术与MED手术基础，需经过一定时间的技能培训，熟练掌握使用MED系统各种设备与器械，包括一些特殊的设备诸如保护袖套的微动力钻。术中硬膜外静脉丛出血常影响手术操作的顺利进行，应及时止血以确保术野清晰，从而操作安全。术中判断减压是否充分非常重要，常规开放手术通过单侧入路是难以显露对侧椎管的，而内镜手术则可通过将工作通道倾斜，并运用30°角度镜头增大视野范围，使得通过单侧入路清晰显露对侧成为可能，尽管如此，工作通道视野的局限性导致对侧神经根管的显露还是会受到一定程度的限制，

如无法确定是否减压充分，则建议改行双侧入路镜下减压。

（一）工作通道建立

以$L_{4\sim5}$椎管狭窄为例，硬膜外麻醉后，俯卧位，腹部悬空，准确定位，选择下肢神经根症状侧或症状重一侧做切口，于棘突旁做横向切口，长约1.8～2.0cm，依次行软组织扩张、置入工作通道并透视确认（同MED）。对于双节段椎管狭窄，如仅需一侧减压，切口可设计于两间隙之间，上下移动皮肤切口可经筋膜分别建立两个工作通道；如需双侧减压，则设计2个切口。

（二）单侧（同侧）椎管减压

镜下操作同MED，根据椎管狭窄情况扩大减压范围，包括L_4椎板下2／3、L_5椎板上1／2半椎板减压、增生内聚的关节突内侧部分，重点对侧隐窝及神经根管减压，扩大神经根管，至L_5神经根松弛无受压（图4-31）。

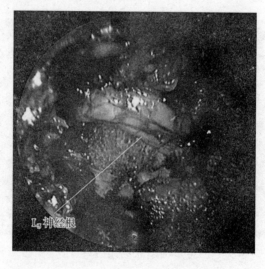

图4-31　镜下同侧减压

（三）对侧椎管减压

将工作通道管向对侧倾斜，显露棘突基底部，采用带角度骨刀或椎板咬骨钳小心去除棘突基底部骨质（图4-32），小心分离黄韧带深层并将其咬除以扩大中央管，从而获得对侧视野与操作空间。镜下行对侧椎管减压，潜行咬除对侧椎板深层与黄韧带，对侧椎管扩大成形至硬膜囊对侧外缘，此时可见对侧神经根，重点咬除对侧上关节突内侧缘部分骨质，行对侧神经根管减压（图4-33）。工作通道角度可根据需要调整，也可将镜头深入以获得更为清晰的对侧视野，如采用带保护套的高速小磨钻处理对侧椎板深层与关节突将更为有效与安全。减压成功后，镜下见硬膜囊膨隆、搏动良好，可见对侧硬膜囊外侧缘与神经根根袖，可用神经探子拨动对侧神经根确认松弛无卡压（图4-34）。术中可行椎管造影来判断双侧神经根减压情况，于邻近节段用腰穿针穿刺。注入造影剂欧乃派克10～15mL，调节脊柱手术床，正侧位与双斜位透视了解造影剂通畅及神经根显影情况（图4-35）。如术中造影提示仍存在狭窄压迫，则利用同一皮肤切口将其向对侧推移、经筋膜层于棘突旁另外建立对侧工作通道，同法对侧椎管进行镜下减压。

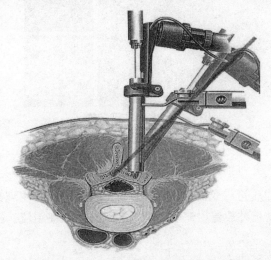

图4-32 倾斜工作通道后处理棘突基底部示意图

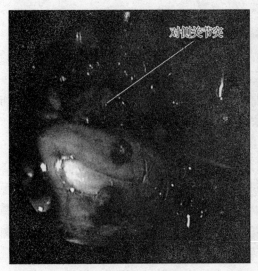

图4-33 对侧椎管减压

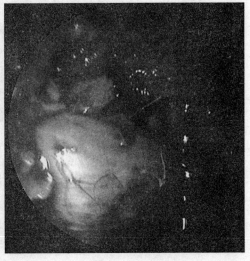

图4-34 减压后硬膜囊膨隆

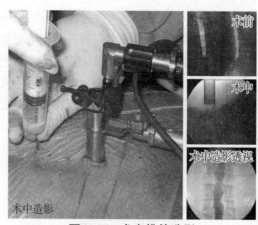

图4-35 术中椎管造影

（四）缝合切口与引流

术中出血可用棉片压迫或双极电凝烧灼静脉丛止血，大量生理盐水冲洗术野，拔出工作通道，常规于椎板外放置引流管，如双侧入路可双侧引流，缝合筋膜、皮肤切口，术毕。

四、显微内镜辅助下MIS-TLIF

（一）经皮椎弓根钉定位与置入（以$L_{4～5}$为例）

麻醉后患者俯卧位，正位透视后于体表皮肤记L_4、L_5椎弓根投影，以各个椎弓根中心点设计4个横向切口，其中拟建立通道行减压的切口稍长约2～3cm，其余切口长约1.5cm。通常利用下位椎即L_5椎弓根钉切口进行减压，并选择下肢症状侧或严重侧为手术减压融合侧。常规消毒铺巾，用粗细两种针头经各个切口穿刺，再次透视判断皮肤切口标记是否准确（图4-36～38）。切开皮肤及深筋膜，用空心穿刺针穿刺目标椎弓根，穿刺点一般位于上关节突外与横突上缘交汇处，正位透视显示为椎弓根外缘（左侧为9点钟位，右侧为3点钟位），侧位透视针尖位于椎弓根中部且穿刺针头倾角与椎体上终板平行，经验丰富者也可全程在纯正位（纯AP位）视野下操作（图4-39、40）。缓慢击入穿刺，注意调整头倾角以保证其与椎体上终板平行，同时注意调整内聚角度，当侧位透视显示穿刺针尖位于椎体后缘时，正位透视显示针尖未超过椎弓根内缘，表明穿刺成功（图4-41、42）。拔出穿刺针内芯，将导针插入穿刺针至椎体内，拔除穿刺针，塞纱条入切口内防止切口渗血，固定导针尾端，避免影响下一步操作。同侧L_4可与对侧L_5穿刺交叉同时进行，以减少透视次数，逐一完成各椎弓根穿刺与导针置入（图4-43、44）。

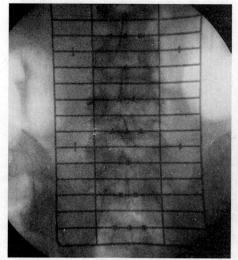 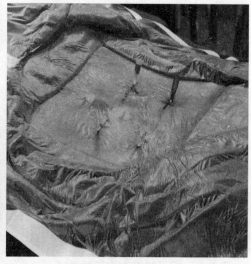

图4-36 术前透视切口定位　　　图4-37 体位与术前针头穿刺切口体表标记

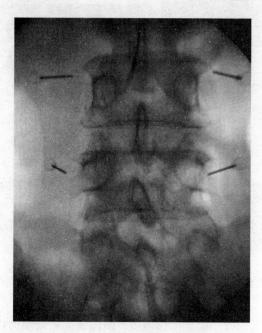

图4-38 针头穿刺正位透视

（二）建立工作通道与同侧减压

选择下肢症状侧或严重侧L$_5$椎弓根钉皮肤切口建立工作通道，筋膜层穿刺点需高于椎弓根穿刺处，置入穿刺导针，正位透视确认针尖位于椎间关节间隙、侧位透视位于椎间隙平面（图4-45、46），依次递增插入椎间盘镜扩张管进行肌肉软组织扩张（图4-47），

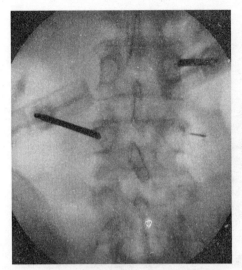

图4-39　椎弓根穿刺点正位透视

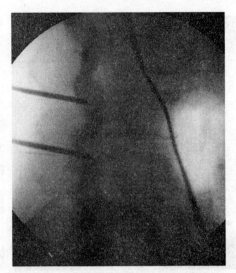

图4-40　椎弓根穿刺点侧位透视

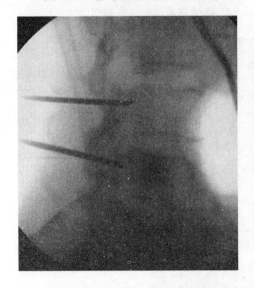

图4-41　椎弓根穿刺侧位透视

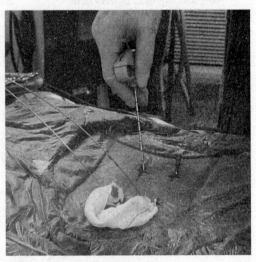

图4-42　穿刺椎弓根

最后置入直径20mm的工作管，建立工作通道，清除表面残余肌肉软组织，镜下辨认解剖，良好的通道建立显露大部分下关节突、小部分上关节突与L$_4$椎板及L$_{4\sim5}$椎板间隙（图4-48），通道位置较标准MED靠外，透视确认后连接并拧紧自由臂固定装置（图4-49～51）。镜下确定椎间关节间隙，用骨刀"倒L形"凿断L$_4$下关节突（图4-52），取出下关节突后可显露L$_5$上关节突关节面及黄韧带外侧缘（图4-53）。用椎板咬骨钳将增生内聚的上关节突内侧部分及部分L$_4$椎板咬除，用直角神经剥离器分离黄韧带与硬膜囊之间粘连，咬除黄韧带，充分显露硬膜囊与L$_5$神经根，行同侧椎管减压，如为腰椎滑脱病例，还需对出口根L$_4$神经根进行暴露与减压（图4-54）。

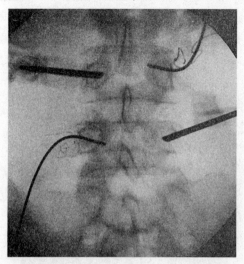

图4-43 椎弓根钉导丝置入后正位透视

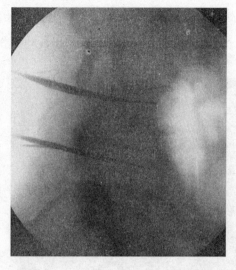

图4-44 椎弓根钉导丝置入后侧位透视

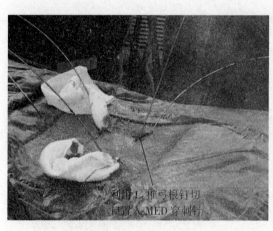

利用L$_5$椎弓根钉切口置入MED穿刺针

图4-45 利用L$_5$椎弓根钉切口穿刺导针

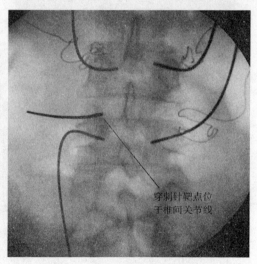

穿刺针靶点位于椎间关节线

图4-46 穿刺导针正位透视

（三）椎体间融合

以神经拉钩小心牵开神经根及硬膜，显露出L$_{4~5}$椎间盘，镜下尖刀切除纤维环，髓核钳咬除椎间盘，置入绞刀充分清除椎间盘组织，应用直形或弯形刮匙刮除上下软骨终板至软骨下骨，尽可能处理对侧间隙椎间盘与终板，处理好终板后，试模测试椎间隙高度及深度决定置入cage型号。生理盐水冲洗椎间隙，将减压咬除的骨粒或混同其他植骨

材料经植骨漏斗植入椎间隙内，主要植入椎间隙前方，斜行置入1枚已填塞骨粒的cage
于椎间隙内，注意其位置与深度。完成同侧减压、椎间融合后，探查并确定神经根松弛
无受压。如需行对侧椎管减压，操作方法同本节"显微内镜下单侧入路腰椎管单侧与双
侧减压"部分。

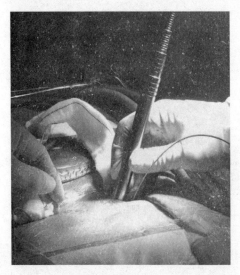

图4-47　软组织扩张

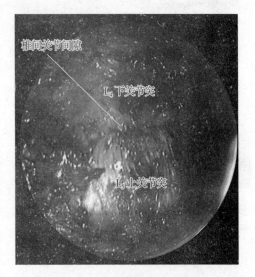

图4-48　镜下显露范围

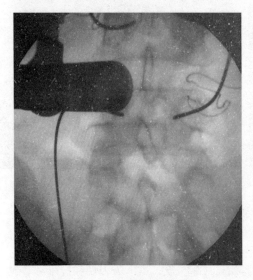

图4-49　工作通道正位透视

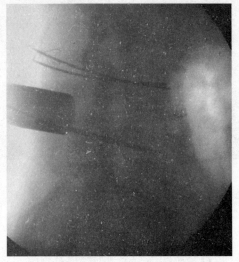

图4-50　工作通道侧位透视

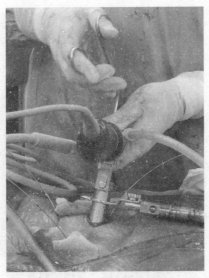

图4-51 工作通道建立

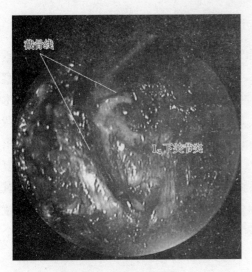

图4-52 小关节截骨

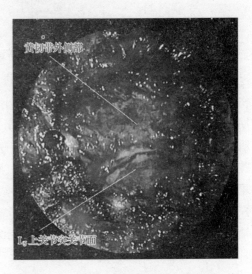

图4-53 截骨后显露伤关节突关节面

（四）置入经皮椎弓根螺钉与加压固定

拆除工作通道与内镜系统，依次在导针引导下递增扩张软组织、开口、攻丝，沿导针拧入合适长度的经皮椎弓根螺钉，注意导针勿一同拧入穿透椎体前方皮质而损伤内脏血管，经皮穿棒，逐一拧入螺帽，通过螺钉延长杆对椎间隙进行加压，锁紧螺帽。如为滑脱病例或椎间隙较窄，可在处理椎间隙之前先于对侧置入椎弓根钉棒，撑开椎间隙，以便于椎间隙操作缝合各切口，经建立工作通道与减压切口置管引流，术毕。

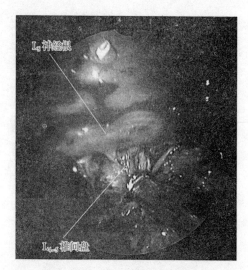

图4-54 镜下减压神经根

五、术后处理

专业护理与有计划的功能锻炼可有效缩短住院时间，促进患者功能恢复与早日重返工作。腰椎间盘突出症MED术后卧床休息，每天静滴甲泼尼龙80mg，连续3日，观察伤口和引流情况，及时更换敷料，通常24小时拔除引流管。常规使用神经营养药与围术期镇痛药物。术后次日床上练习直腿抬高。2～3天后根据切口疼痛情况床上练习腰背肌，术后3～5天左右戴腰围下床活动，并逐渐加强腰背肌锻炼。术后9天左右拆线、出院。术后4周可开始进行有氧运动如游泳，腰围术后6周可去除，术后3个月可基本恢复正常生活，定期随访。需要强调的是，不应强调术后进行过早、过强的活动，不利于其恢复，且容易导致突出复发。显微内镜下单侧入路腰椎管单侧与双侧减压、显微内镜辅助下MIS-TLIF术后处理与单纯MED术后基本相似，融合术后建议戴腰部支具3～4个月。

第三节 注意事项

一、熟悉与克服MED学习曲线

与其他脊柱微创技术一样，在开展椎间盘镜手术时术者必然要面临学习曲线的问题。操作视野狭小、手眼配合、特殊操作器械与手术设备等因素，使得初学者往往难以适应、继而放弃。克服学习曲线的唯一方法就是需要通过不断学习和反复实践才能达到熟练掌握的程度，研究表明，一般经过20例的操作即可达到相对的技术平台期。刚开展MED时，病例的选择是非常重要的，建议选择症状典型、单纯突出的病例，老年患者多伴有小关节肥大、内聚和椎间盘钙化，手术操作较困难。只有在非常熟练地掌握镜下髓核摘除突出髓核技术后，才可将其逐步运用于镜下减压治疗腰椎管狭症，并通过单侧入路行对侧减压，最终将MED技术运用于 MIS-TLIF。

二、操作注意事项

（一）准确定位与通道建立

术前、术中准确定位与工作通道建立是椎间盘镜手术极为重要的操作步骤，良好的穿刺定位与通道建立将给予术者巨大的信心，有利于手术操作的顺利进行。术前应仔细分析影像学资料，明确髂嵴连线、髂后上棘连线与手术节段关系，了解有无移行椎，了解手术目标节段椎板间隙宽窄情况，术前可根据骨性标志徒手定位，消毒铺巾后可先用细腰椎穿刺针进行穿刺，探及椎板等骨性结构表面及其椎板间隙，切开皮肤、皮下后，用长克氏针进一步穿刺探及上位椎板下缘则基本可确定穿刺靶点，注意控制穿刺深度以免进入椎管内，必要时可透视确认。逐级扩张软组织时需动作轻柔，小心剥离骨结构表面软组织，同样要控制操作深度，尤其是椎板间隙宽大者，以免进入椎管内造成灾难性后果。工作通道建立后，可根据镜下影像大概判断是否定位正确，对于有经验者$L_{4\sim5}$与$L_5 \sim S_1$其椎板间隙形状有所不同，此外如发现镜下解剖标志与平常所见截然不同，则有可能通道过于靠内甚至到对侧、套管过于靠外或误入$S_{1\sim2}$节段；或是进入椎管后，如初步探查感觉神经根松弛无压迫，则有可能手术节段有误，因此，建议通道建立好后透视确认，术者不应一味盲目自信，给患者带来不必要的损伤。

（二）黄韧带切除与保留技巧

椎间盘镜下操作视野本身比较局限狭小，手术野显露好坏直接关系手术成功与否，术野显露对于MED术中黄韧带的切除极为重要，且与常规手术有较大不同。由于MED是单镜头二维成像系统，镜下缺乏纵深层次感，难以像开放手术那样将黄韧带整块切除，可综合采用黄韧带上缘游离法、黄韧带纵向剖开法、下关节突内侧咬除法等方法将韧带切除。具体操作多使用枪状咬骨钳，应先暴露其在上位椎板下缘深面的附着点，然后自上而下、自内向外切除，需不断用直角剥离器分离黄韧带深面与硬膜之间隙，以免伤及硬膜囊与神经根。

手术时应尽量减少手术对硬膜外组织的损伤及尽可能保留黄韧带对于减少术后硬膜外粘连与瘢痕增生、减少腰椎手术失败综合征（failed back surgery symdrome, FBSS）发生率具有积极意义。有术者镜下仅将黄韧带外侧附着缘切开，并向内侧牵拉以显露神经根和椎间盘即可，而不需要切开黄韧带上下缘，或是剥除浅层黄韧带、保留深层黄韧带的技术，诚然，术者必须富有丰富的内镜操作经验和高超的操作技巧。具体应根据镜下减压需求，不应该过度强调保留而影响操作。年龄小、病程短者易保留黄韧带，原因可能为年龄小、病程短者退变程度低，黄韧带增生不明显，浅深层易于分离，故而易于剥离并切除浅层，其深层黄韧带薄而柔软，术中易于卷曲拉开，不影响下一步操作。椎板间隙大小也影响保留黄韧带的成功率，椎板间隙大者易保留黄韧带，反之则难以保留。其原因可能为椎板间隙小者关节突关节增生内聚常较明显，致椎板间黄韧带增厚并向椎管内卷曲，浅深层结构不明显，且常与硬脊膜相粘连，有时伴有骨化，在切除增生关节突及剥离浅层椎板间黄韧带时易出血，影响镜下操作。

（三）椎管内出血的处理

咬除黄韧带前用直角剥离器分离黄韧带与硬膜囊的粘连可减少硬膜囊外脂肪中小血管出血，如出血可用双极电凝止血。因局部椎管狭窄导致椎体后方静脉丛压力高而容易破裂出血，有时处理较困难，应尽量减少用剥离器反复推移神经根或硬膜囊。以免引起其破裂。对已破裂的静脉丛应小心用双极电凝止血，如无效则用小块吸收性明胶海绵与脑棉片压迫止血。充分减压包括摘除突出椎间盘髓核有助于静脉丛压力下降及止血，每次操作的出血需及时止血，切忌出血较多时术者情绪急躁、盲目操作。

（四）髓核摘除量与减压范围

MED手术通常仅需咬除椎间盘上下节段的1/4范围椎板供器械进入，必要时咬除小部分同侧小关节突，故对脊柱稳定性无明显干扰。对于单纯突出病例，仅需要摘除管内脱出游离髓核，取出椎间隙内松动髓核组织。老年患者因小关节增生、椎间盘钙化等因素存在不同程度的侧方椎管狭窄，因此主张在髓核摘除的同时行神经根管扩大。坚持以神经根为中心的减压原则，扩大狭窄的侧隐窝，显露神经根并沿神经根扩大神经根管，至神经根彻底减压。切除侧隐窝后壁的黄韧带前应在其浅面进行减压操作，以免损伤其深部的神经根，待减压后再切除黄韧带，如此可良好地完成同侧神经根的背侧腹侧包括对侧椎管背侧减压，但难以对椎管腹侧中央部减压。

（五）对侧减压技术

常规开放手术通过单侧入路是无法显露对侧椎管的，通过将工作通道倾斜并运用30°角度镜头增大视野范围使得内镜下单侧入路清晰显露对侧并完成减压操作成为可能。倾斜通道后处理棘突基底部以扩大操作空间，保留对侧黄韧带并在其背侧面行对侧椎板深面潜行减压更为安全，尤其是对于严重狭窄与黄韧带肥厚者。对侧减压所有操作均需在良好照明与视野下操作，并确保能将咬除的骨性组织取出勿残留。具备特殊工具包括保护鞘磨钻有助于操作安全、有效，也是采用单侧入路行对侧减压的必要前提。尽管如此，对侧潜行减压仍然在减压程度与范围上不及通道侧，需考虑其减压有效果是否足以解决对侧症状，如无法确定，建议双侧入路进行减压。

（六）复发性腰椎间盘突出MED手术技巧

腰椎间盘髓核摘除术后复发率为2%～9.12%，复发病例由于局部瘢痕粘连与解剖结构不清易造成再次MED手术操作困难，硬脊膜裂、脑液外漏、神经根损伤等并发症发生率相应升高。

（七）双节段与多节段MED手术技巧

文献报道MED治疗多节段腰椎间盘突出症的优良率为91.6%～96%，相比于单节段MED，双节段甚至多节段MED更加能够体现其切口小、软组织损伤小的微创优势。但需要指出的是，双节段甚至多节段MED手术需重复建立工作通道，手术时间长、操作较烦琐，术者必须操作熟练，同时需更为小心谨慎。对于年龄大的患者更应慎重，因其往往伴有心肺功能减退，需权衡微创与时间的优劣。

三、手术并发症及处理

（一）硬脊膜损伤伴脑脊液漏

1. 原因　发生率为0.3%～13%，术中操作不规范与术野不清晰是造成硬膜损伤的主要原因，多发生于咬除黄韧带时，具体原因包括穿刺过深，软组织扩张时滑落至管内；椎板钳咬除黄韧带时咬破硬膜囊，尤其是黄韧带肥厚，在无明确突破口或未先行深面分离即用枪状钳咬除黄韧带易撕裂硬膜；硬膜囊与周围广泛粘连；硬膜囊静脉丛出血致视野不清；用髓核钳取髓核时误夹伤甚至撕裂硬膜囊。

2. 术中处理　大多数MED术中出现的硬膜囊损伤并脑脊液漏的漏口较小，并不需要缝合。如因脑脊液漏出较多影响手术操作，可用小块脑棉片压破裂口，并避免用吸引器直接对着破裂口，用神经拉钩牵引时需轻柔，以免将破裂口扩大，手术完成后可用吸收性明胶海绵覆盖破裂口，局部使用生物蛋白胶。浅筋膜严密缝合，引流管术后第一天即可拔除。若术中见硬膜撕裂较大，脑脊液漏合并马尾神经逸出，应即刻静脉滴注1.0g甲泼尼龙，必要时可改开放手术修补缝合。

3. 术后处理　应注意体位、补液支持治疗、预防感染、术后护理等方面。多采用头低脚高仰卧位，但是对已经出现脑脊液漏并发感染的，为防止炎性脑脊液流向脑部，则忌采用头高脚底。应密切观察切口情况，换药，严格无菌操作，保证敷料干燥，预防性静脉滴注脑脊液浓度高的抗生素。若术后发生头痛、头晕，头痛位于前额及后枕部，伴有乏力、厌食，抬高头部时头痛加重，而放低时头痛减轻，应考虑低颅压综合征，应适当增加输液量，维持每日补液约3000～4000mL，使用白蛋白等胶体液。出现严重脑脊液漏，可行腰大池引流，应该谨慎进行手术修补。

4. 预防　脑脊液漏重在预防，术中操作需仔细、规范，尽可能避免硬脊膜破损及脑脊液漏的发生，具体为切除黄韧带时需不断要用神经剥离器进行黄韧带与硬脊膜之间的分离；切除椎间盘时应将硬膜囊和神经根充分牵引开；应小心谨慎分离粘连，切忌粗暴操作；出血较多影响术野时，应使用双极电或脑棉片压迫进行彻底止血。

（二）神经根与马尾伤

1. 原因　伴随着硬膜囊损伤的就是神经根与马尾损伤，是MED最为严重的并发症，可发生于MED操作各个节段，多见于建立工作通道与进入椎管、摘除髓核时，尤其是咬除黄韧带进入椎管，再次手术局部存在瘢痕粘连者更易发生手术损伤，此外，显露范围不够、神经根张力过大、强行牵拉神经根、视野不清、神经根变异等都是出现神经根损伤的易发因素。

2. 术中处理　术者切忌慌乱，可用小块脑棉片压迫损伤处，用神经拉钩轻柔牵引开，在术野清晰前提下完成髓核摘除操作，同时应避免吸具将神经断端吸出以加重其损伤，应即刻静脉滴注1.0g甲泼尼龙，必要时可请上级医师上台处理，必要时改开放手术。

3. 术后处理　交替使用白蛋白与大剂量丙种球蛋白3日，使用神经节苷脂等神经营养药物，积极进行针灸等康复治疗，鼓励患者逐步进行康复锻炼。

4. 预防　严重神经根损伤包括马尾损伤可导致其支配区域的功能丧失，轻度神经根牵拉损伤可在术后数周或数月内逐步恢复，出现神经根与马尾损伤易发生于MED初学者，随着经验的积累，发生率随之下降，预防关键在于术前认真的准备与术中操作仔细规范。

（三）术后椎间盘炎

MED术后椎间盘炎多为无菌性炎症，文献报道发生率0.4%，低于常规开放手术（2.8%）。椎间盘炎是仅次于神经根马尾损伤的术后严重并发症，一旦发生，将给患者造成极大的痛苦和经济负担。术后椎间盘炎的诊断并不困难，剧烈的腰痛和腰旁肌痉挛为其主要临床表现，有时伴有股部、臀部、会阴部牵涉痛，少有发热，多发生于术后1个月内，实验室检查ESR和CRP常明显升高，MRI主要表现为感染椎间隙T_1低信号T_2高信号并影响上下终板，一旦诊断明确，经短期保守治疗无效后应及早手术治疗，再次手术目的主要是清除所有病变的椎间盘组织，稳定失稳节段，可采用后路或前路手术，不主张再次MED。关键预防措施在于MED术中严格进行无菌操作、尽可能减少对骨终板的损伤、彻底仔细避免术后血肿形成、大量NS冲洗术野与椎间隙。

（四）髓核残留

术后短期出现症状复发或术后症状无明显改善，尤其是存在下肢放射性痛的症状时，应想到有无出现髓核残留，应及时复查CT或MRI，尽管髓核遗漏往往是术中疏忽和经验不足所致，但即使是经验丰富者也不能做到完全避免，关键在于术中的规范操作，需探查椎间隙、后纵带深层、椎管内以及神经根管，避免遗漏，可根据神经根是否松弛、有无张力、取出髓核是否与影像学表现一致，作为判断减压是否彻底的依据。如确诊为髓核残留，应尽早再次行MED或采用经皮内镜技术摘除残留髓核。

（五）术后复发

术后复发是椎间盘病理状态、患者自身因素及操作技术等多种因素造成的，普遍认为术后复发与纤维环的完整性有密切关系，髓核突出小或纤维环破损大者复发率高，纤维环本身缺损大而术中切除广泛者术后复发率更高。术中突出髓核清除不彻底易发生于破裂游离型，只满足于清除游离于椎管内的大块髓核，未能发现突出于神经根管及后纵韧带下的游离椎间盘组织，对钙化的椎间盘组织处理不彻底。这些均可造成突出髓核残留，术后短期即出现症状复发，对侧隐窝狭窄与神经根管减压不彻底也是术后复发的主要原因。文献证实对复发性腰椎间盘突出再次手术时发现原手术侧的侧隐窝狭窄发生率超过50%。MED镜下可对侧隐窝狭窄与神经根管进行彻底的减压，可将神经根走行完全暴露，但须避免术后继发神经根通道狭窄与术后不稳，术前须对影像学进行仔细的分析，并结合临床及术中所见决定术中是否需扩大侧隐窝与神经根管开口。对于复发性腰椎间盘突出多选择再次手术治疗，对于节段稳定性正常者可再次行MED或采用经皮经椎间孔入路内镜技术镜下翻修，如术前不稳，则考虑行融合术。

第五章　颈椎疾病

第一节　颈椎病

一、概述

颈椎病属脊柱退变性椎间盘疾病（degeneration disc disease，DDD）范畴，椎间盘退变不一定会引起症状，但伴随的椎间盘突出、钩椎关节改变等可能引起椎管及神经根压迫及刺激，继而表现出相关的症状及体征。脊柱的退变从一定程度上说也是属于机体正常老化的生理过程，因此颈椎病的发病率也很高，95%的65岁以上老年人伴有不同程度的颈椎病表现，正常成年人每年有20%~50%的概率发生颈痛，而颈痛的发生往往与颈椎退变相关。颈椎病的发病率，男性略高于女性，目前确认的相关的危险因素包括吸烟、轴向负重、长时间驾驶等。

（一）颈椎病的概念

颈椎病为常见病、多发病。颈椎间盘组织退行性改变及其继发病理改变累及其周围组织结构（神经根、脊髓、椎动脉、交感神经等），出现相应的临床表现，称为颈椎病（cervical spondylosis）。这解释了无论是何种类型的颈椎病，其主要的病理学基础为颈椎间盘的退行性改变。

（二）发病机制

颈椎退行性改变是颈椎病发病的主要原因，其中椎间盘的退变尤为重要，是颈椎诸结构退变的首发因素，并由此演变出一系列颈椎病的病理解剖及病理生理改变。

当椎间盘开始出现变性后，由于形态的改变而失去正常的功能，进而影响或破坏了颈椎运动节段生物力学平衡，产生各相关结构的一系列变化。因此，颈椎间盘的退行性改变为颈椎病发生与发展的主要因素。这一过程对颈椎病的发生与发病至关重要，也是其从颈椎间盘病变进入到骨源性颈椎病的病理解剖学基础。在颈椎病的早期阶段，由于椎间盘的变性，不仅使失水与硬化的髓核逐渐向椎节的后方或前方位移，最后突向韧带下方，以致在使局部压力增高的同时引起韧带连同骨膜与椎体周边骨皮质间的分离；而且椎间盘变性的本身尚可造成椎体间关节的松动和异常活动，从而更加使韧带与骨膜的撕裂加剧，以至加速了韧带椎间盘间隙的形成；成纤维细胞即开始活跃，渐而以肉芽组织机化、骨化和钙盐沉积，最后形成突向椎管或突向椎体前缘的骨赘。

颈椎的退变并不局限于椎间盘以及相邻近的椎体边缘和钩椎关节，尚应包括：

1. 小关节　多在椎间盘变性后造成椎体间关节失稳和异常活动后出现变性。

2. 黄韧带　多在前者退变基础上开始退变。其早期表现为韧带松弛，渐而增生、肥厚，并向椎管内突入，后期则可能出现钙化或骨化。

3. 前纵韧带与后纵韧带　其退行性变主要表现为韧带本身的纤维增生与硬化，后期则形成钙化或骨化，并与病变椎节相一致。

由于前述诸多原因，首先引起椎管内容积缩小，其中以髓核后突、后纵韧带及黄韧带内陷、钩椎关节和小关节松动及增生为主，这些后天继发性因素在引起椎管内容积缩小的同时，也使椎管矢状径减少，从而构成脊髓及脊神经根受刺激或受压的直接原因之一。此时如再有其他局限性致病因素，例如髓核脱出、椎节的外伤性位移、骨刺形成及其他占位性因素，均可引起或加重神经受累症状。

（三）临床分型

颈椎病的临床症状较为复杂。主要有颈背疼痛、上肢无力、手指发麻、下肢乏力、行走困难、头晕、恶心、呕吐，甚至视物模糊、心动过速及吞咽困难等。颈椎病的临床症状与病变部位、组织受累程度及个体差异有一定关系。

1. 神经根型颈椎病

（1）具有较典型的根性症状（麻木、疼痛），且范围与颈脊神经所支配的区域相一致，相应神经根引起的节段症状见表5-1。

表5-1　颈椎病相应节段神经根压迫的症状及体征

节段	神经根	感觉异常	运动异常	反射异常
$C_{4\sim5}$	C_5	上臂外侧及肘	三角肌，肱二头肌	肱二头肌反射
$C_{5\sim6}$	C_6	前臂外侧，拇指，食指	肱二头肌，桡侧腕伸肌	肱二头肌反射，桡骨膜反射
$C_{6\sim7}$	C_7	中指或无名指	肱三头肌，桡侧腕伸肌，指伸肌	肱三头肌反射
$C_7\sim T_1$	C_8	无名指，小拇指，手掌外缘	指屈肌，桡侧腕肌，骨间肌	无

（2）压头试验或臂丛牵拉试验阳性。

（3）影像学所见与临床表现相符合。

（4）局部注射痛点无显效。

（5）除外颈椎外病变，如胸廓出口综合征、腕管综合征、肘管综合征、肩周炎等所致以上肢疼痛为主的疾患。

2. 脊髓型颈椎病

（1）临床上出现颈脊髓损害的表现。患者自觉手麻无力，双脚有踩棉花感，手脚不灵活，特别是手指不灵活。临床体征出现有：①四肢肌张力上升；②肱二头肌和肱三头肌腱反射亢进；③Hoffmann等病理反射出现；④手小指逸脱征等。

（2）X线片上显示椎体后缘骨质增生、椎管狭窄。MRI影像学证实存在脊髓压迫、脊髓信号改变。

（3）鉴别诊断除外肌萎缩性侧索硬化症、脊髓肿瘤、脊髓损伤、多发性末梢神经炎等。

3. 椎动脉型颈椎病　这一类型尚有争议，但是国内学者多数认为分出这一类型具有临床意义。主要表现如下：

（1）患者常有体验到其颈部转到某一位置，即发生眩晕，甚至曾有猝倒发作。

（2）旋颈试验阳性。

（3）X线片显示节段性不稳定或枢椎关节骨质增生。

（4）多伴有交感神经症状。

（5）除外脑动脉阻塞，高血压，眼源性以及耳源性眩晕。

（6）除外椎动脉Ⅰ段（进入C₆横突孔以前的椎动脉段）和椎动脉Ⅲ段（出颈椎进入颅内以前的椎动脉段）受压所引起的基底动脉供血不全。

（7）手术前最好做椎动脉造影或数字减影椎动脉造影。

4. 交感神经型颈椎病　这一类型也存在争议，特别需要和神经衰弱鉴别。临床表现为头晕、眼花、耳鸣、手麻、心动过速、心前区疼痛等一系列交感神经症状。X线片颈椎有失稳或退变。椎动脉造影阴性。

（四）颈椎病的常见体征

1. 前屈旋颈试验　令患者颈部前屈，嘱其向左右旋转活动。如颈椎处出现疼痛，表明颈椎小关节有退行性变。

2. 椎间孔挤压试验（压顶试验）　令患者头偏向患侧，检查者左手掌放于患者头顶部，右手握拳轻叩左手背，若出现肢体放射性痛或麻木，表示力量向下传递到椎间孔变小，有根性损害；对根性疼痛厉害者，检查者用双手重放于头顶，向下加压，即可诱发或加剧症状。当患者头部处于中立位或后伸位时出现加压试验阳性称之为Jackson头试验阳性。

3. 臂丛牵拉试验　患者低头，检查者一手扶患者头颈部，另一手握患肢腕部，做相反方向推拉，看患者是否感到放射痛或麻木，称Eaten试验。如牵拉同时再迫使患肢做内旋动作，则称为Eaten加强试验。

4. 上肢后伸试验　检查者一手置于健侧肩部起固定作用，另一手握于患侧腕部，并使其逐渐向后、外呈伸展状，以增加对颈神经根牵拉，若患肢出现放射痛，则表明颈神经根或臂丛有受压或损伤。

5. Hoffmann综合征　患者手指自然低垂，检查者把中指过伸，弹拨中指。正常者其余四指没有反应；不正常者其余四指会有过伸活动，此为Hoffmann阳性，提示椎体系损害。

6. 手小指逸脱征　双手掌五指并拢，阳性者其小指不能合拢，提示脊髓损害。

（五）影像学

1. X线检查

（1）正位：观察有无寰枢关节脱位、齿状突骨折或缺失；C₇横突有无过长，有无颈肋；钩椎关节及椎间隙有无增宽或变窄。

（2）侧位：

1）曲度的改变：颈椎发直、生理前突消失或反弯曲；

2）异常活动度：在颈椎过伸过屈侧位X线片中，可以见到椎间盘的弹性发生改变；

3）骨赘：椎体前后接近椎间盘的部位均可产生骨赘及韧带钙化；

4）椎间隙变窄：椎间盘可以因为髓核突出，椎间盘含水量减少发生纤维变性而变薄，表现在X线片上为椎间隙变窄；

5）半脱位及椎间孔变小：椎间盘变性以后，椎体间的稳定性低下，椎体往往发生半脱位，或者称之为滑椎；

6）项韧带钙化：项韧带钙化是颈椎病的典型病变之一。

（3）斜位：摄脊椎左右斜位片，主要用来观察椎间孔的大小以及钩椎关节骨质增生的情况。

CT检查：CT已用于诊断后纵韧带骨化、椎管狭窄、脊髓肿瘤等所致的椎管扩大或骨质破坏。

2. MRI检查　可以清晰地见到椎间盘病变的各种阶段；分辨出椎间盘脱水变性、膨出、突出和脱出；看到后纵韧带有无钙化，脊髓讯号有无改变，黄韧带有无增厚；硬膜鞘内外的软组织和蛛网膜下腔有无变化。还可以鉴别神经纤维瘤、脊髓或延髓的空洞症等。对于颈椎病的诊断及鉴别诊断具有重要的价值。

（六）诊断

典型的颈椎病患者，根据病史、临床表现及X线表现即可做出初步诊断，结合CT、MRI等检查能够准确地做出病变间隙、神经受压情况及主要引起症状部位的诊断。

（七）鉴别诊断

1. 神经根型颈椎病需与下列疾病鉴别　颈肋和前斜角肌综合征、椎管内髓外硬脊膜下肿瘤、椎间孔及其外周的神经纤维瘤、肺尖附近的肿瘤均可引起上肢疼痛、神经痛性肌萎缩、心绞痛、风湿性多肌痛。

2. 脊髓型颈椎病应与下列疾病鉴别　肌萎缩性侧索硬化、多发性硬化、椎管内肿瘤、脊髓空洞。

3. 椎动脉型颈椎病应与下列疾病鉴别　需与其他原因引起的椎基底动脉供血不足鉴别，如椎动脉粥样硬化和发育异常等。椎动脉造影是最可靠的鉴别方法。

4. 交感神经型颈椎病应与下列疾病鉴别　冠状动脉供血不足、神经官能症、更年期综合征、其他原因所致的眩晕。

5. 食管压迫型颈椎病　不常见，应与下列疾病相鉴别：食管炎、食管癌引起的吞咽困难。

6. 颈型颈椎病　实际上就是慢性颈部软组织损伤，影像学上没有发现骨性异常。多数因为长期低头工作，头经常处于前屈的姿势，使颈椎间盘前方受压，髓核后移，刺激纤维环及后纵韧带，从而产生不适症状。

二、手术适应证

（一）经皮穿刺激光治疗颈椎病

颈椎病手术的适应证是：颈椎病诊断明确，神经根压迫症状严重，保守治疗后症状无明显好转。颈椎病传统治疗方法，可以直接显露并切除颈椎间盘，直到后纵韧带，减压彻底。但是传统手术创伤大，对正常结构破坏明显，影响颈椎的稳定性。根据经皮激光椎间盘减压术（percutaneous laser disc decompression，PLDD）的治疗原理，对于含水量丰富的髓核组织，PLDD的减压效果要更好。年轻颈椎病患者颈椎间盘含水量要大，外层纤维环完整，因此适合颈椎PLDD术。

PLDD除了髓核，对其他的组织几乎没有干扰，不破坏正常的解剖结构，不会影响颈椎稳定性，因此受到医生及患者的青睐。但是，对于突出时间较长、颈椎后纵韧带钙化的患者，PLDD是不适合的。因此，对于各种类型的颈椎间盘钙化或者颈椎后纵韧带钙化患者，此时应放弃颈椎PLDD术，转为传统手术才能够达到满意的效果。微创手术术后效果不理想，可转为传统手术，或者微创手术与传统手术相结合。

经皮激光椎间盘减压术的患者选择必须根据临床症状、体征及影像学检查资料的综合分析。适应证与禁忌证的把握是手术疗效好坏的前提之一，从国内外资料看，各家指征的选择及松紧度的把握不尽相同。如果手术指征把握得过严，会有很大一部分患者因条件所限，不能及时手术，以致病情进一步发展，造成神经功能的不可逆性损害。如果适应证过松，很可能出现术后疗效差，甚至无效，并有可能会延误治疗时机。因此，如何选取手术病例，仍须进一步的探讨与实践。

1. 适应证

（1）结合症状体征及影像学检查颈椎病诊断明确；

（2）具有与影像学一致的定位体征；

（3）保守治疗无效、患者积极要求PLDD手术而无禁忌证者。

2. 禁忌证

（1）有手术史或药物溶核术史者；

（2）合并出血性疾病或椎管内肿瘤者；

（3）合并椎体滑脱者；

（4）心肺等重要脏器功能不全者；

（5）有严重心理障碍者。

（二）脊柱内镜治疗颈椎病

根据病变的来源，可实施前路或后路手术治疗各种类型的颈椎病。经由前路或后路的椎间孔切开术可用于单根神经根受压导致的神经根型颈椎病，而前路椎间盘切除或椎体次全切以及后路椎板切除或成形手术可以减除脊髓的压迫。在为了获得同样疗效的同时，应尽可能减少周围组织的损伤，各种改良的入路和微创术式应运而生，内镜下手术即是一种代表性的微创术式。较之传统手术，这一技术需要更长时间的学习和训练，在一定程度上限制了其在脊柱外科医师中的推广。但是内镜下手术可以显著减少医源性肌肉损伤和减少患者术后疼痛，加速患者的康复，给患者带来益处，这又激励着脊柱外科医师们积年累月地临床实践，并不断对手术器械加以改进，从而促进了颈椎病内镜治疗的不断发展，术式和适应证也不断地丰富起来。

颈椎病的内镜下手术与传统手术一样，根据不同的入路，可分为颈前路手术和后路手术。Jho于1996年提出颈前路孔切开术这一治疗颈椎间盘突出症的微创术式。最早在内镜辅助下完成颈椎体切除减压并植骨固定的手术案例是由Kessel等1997年报道的。1999，Fontanella应用内镜辅助显微手术器械施行椎间盘摘除术治疗了171例患者，大部分应用了颈前入路。内镜下椎间孔切开减压术可经由病变椎间盘水平的钩椎关节、钩突基底部，甚至尾侧椎体上部钻孔，可以直达椎间孔，直接减压神经根，并有助于保留椎间结构，降低椎间隙塌陷的风险（图5-1）。

Jho等因此种保留椎间盘的颈前路手术称为"功能性颈椎间盘手术"。国内卞传华等最早报道内镜下颈前路手术治疗脊髓型颈椎病1例，随后在2004～2005年国内相继有多篇颈前路内镜下手术的报道，涉及神经根型、脊髓型等多种类型颈椎病及创伤性颈椎间盘突出症的治疗，手术方式包括颈前路椎间盘切除、椎体次全切除减压，均施行植骨融合术，取得了良好的疗效。目前的手术器械可以帮助脊柱外科医师全程在内镜下完成椎间孔切开减压、椎间盘切除减压及椎体次全切除减压，并在后者的基础上实施相应的融合术。

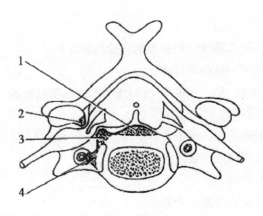

图5-1　颈椎病骨刺（螯）分布
1. 椎体后缘骨嵴　2. 关节突骨刺　3. 椎体后外侧骨刺　4. 钩椎关节骨刺

　　后路手术中应用较为广泛的是内镜下椎间孔成形术，这一手术方式适用于对椎间孔的减压，对于椎间盘旁侧突出的病例，椎间孔切开即可达到间接减压的目的。Roh等在尸体标本上研究了纤维内镜下颈椎椎间孔减压、椎间盘切除的可行性，发现关节突、椎板切除范围及神经根游离长度等均能达到或优于开放手术。国内陈开林等进行了类似的解剖学研究，并提出手术切口的改良。Fontanella于1999年报道了应用内镜对23个颈椎间盘突出的患者施行了颈后路手术。此后有更多应用内镜下颈后路椎间孔减压、椎间盘摘除治疗颈椎间盘突出症的病例组的报道，均取得了良好的效果，且具有手术创伤小、恢复快、安全有效的特点，被广泛接受。

　　1. 内镜下颈后路手术　内镜下颈后路椎间孔切开减压术是应用较多的术式，其适应证主要是经保守治疗无效的神经根型颈椎病，包括旁侧型椎间盘突出、椎间孔狭窄，对于伴有严重运动障碍者应当慎重选择。对一些继发于前路椎间盘摘除或融合的持续性神经根刺激症状患者，内镜下颈后路椎间孔切开减压术无疑是很好的选择。

　　确定正确的责任神经根对手术获得良好的疗效具有决定性的影响。需要注意的是，影像学检查并不能单独作为定位的依据，患者发生感觉障碍的皮节或运动障碍的范围可以帮助责任神经根的定位。对于难以定位者，手术前需要进行选择性神经根阻滞。单侧单根神经根病变是此类手术的最佳适应证；如患者的症状或神经根阻滞的结果提示相邻节段多根神经根受压且与影像学资料相符时，可考虑多节段神经根减压。

　　椎间孔切开减压术的减压区域在椎管外，不能有效地对椎管进行减压，因此伴有中央椎管狭窄以及脊髓受压症状的患者，不适合应用此类手术治疗。

　　对于脊髓型颈椎病，伴或不伴有神经根病（脊髓神经根混合型颈椎病）的患者，有学者在内镜下行颈后路椎管减压术，相对于传统椎板减压术，内镜下手术更多地保留了中线张力带结构及对侧的关节突关节，使得继发后凸畸形的风险降低。该类手术尤其适合黄韧带增生褶皱导致单个或多个节段椎管狭窄、脊髓受压的患者，但适应证需要严格掌握，患者必须存在颈椎前凸，并且不存在颈椎不稳或滑移。在Dahdaleh等报道中，仅4%（10/248）的脊髓型颈椎病患者能够选用此类术式；而其禁忌证同传统开放颈后路椎板减压术类似，不适合单独用于治疗颈椎后凸畸形患者。

2. 内镜下颈椎前路手术　内镜下颈椎前路手术包含了多种术式，包括颈椎间盘切除、椎间孔切开以及椎体次全切除减压，在减压基础上可辅以融合术。这类手术适应证主要包括以下几方面：

（1）相邻两个间隙以内的颈椎间盘突出症；

（2）相邻两个间隙以内的椎间盘病变为主要致病因素的脊髓型颈椎病、神经根型颈椎病及交感型颈椎病；

（3）创伤性颈椎半脱位或全脱位经闭合复位后需行颈椎稳定性重建者。

手术的适用范围以$C_{3\sim6}$为宜，$C_{6\sim7}$亦可。$C_7 \sim T_1$椎间盘病变的前路手术一般很难在内镜下完成，对于身材瘦长、颈椎亦较长的患者，如术前X线摄片见T_1椎体完全不被胸廓遮挡，可以尝试内镜下颈椎前路手术。

不适宜传统颈前路手术的病例同样不适于进行内镜下颈椎前路手术。多数学者认为病程较长、脊髓受压严重、伴有广泛神经损害累及四肢的患者不宜选用内镜下颈前路手术治疗。此外，受限于目前应用的器械，椎间隙严重狭窄或骨赘增生明显、骨桥形成的患者是无法用内镜系统完成颈椎间盘减压手术的；同时，内镜下手术也很难对多节段椎间盘病变、多节段后纵韧带骨化症、发育性椎管狭窄等各种原因导致的颈椎管狭窄症患者完成充分的减压和固定。出于对瘢痕粘连、手术视野难以清晰暴露、周围组织器官损伤风险增加的担心，颈椎前路翻修术也被认为是内镜下颈前路手术的一类相对禁忌证，不过也有学者报道了应用内镜技术完成颈前路螺钉松动翻修术的个案报道。

（三）经皮穿刺技术治疗颈椎病

在颈椎病中也存在相当部分的患者临床表现以头痛及头晕为主，称为颈源性眩晕（cervicogenic headache）。目前关于颈源性眩晕的病因尚不完全清楚，可能与椎动脉压迫有关（即椎动脉型颈椎病）。然而椎动脉并非造成颈源性眩晕的唯一因素，例如，研究发现术中针刺颈椎间盘会引起颈痛及肩痛，解剖学的研究也发现颈椎间盘内存在类似腰椎的窦椎神经分布；部分眩晕伴颈椎管狭窄患者行ACDF术可以使眩晕得到缓解，提示椎间盘相关的神经可能导致眩晕的发生。颈源性眩晕的诊断标准也是争论之一，有学者认为影像学伴有颈椎退变表现同时排除神经内科及耳鼻咽喉科相关疾病，例如心脑血管疾病、前庭功能异常等，可初步诊断为颈源性眩晕。国际颈型眩晕研究组（the cervicogenic headache international study group, CHISG）拟定的诊断标准如下：①单侧头痛为主（偶尔也会出现双侧症状）；②颈椎活动受限；③颈椎运动或长时间颈椎僵直诱发头痛；④同侧非根性的肩痛及上肢痛，偶尔伴有根性痛；⑤颈椎相应节段局部封闭有效；⑥偏头痛相关内科药物治疗无效；⑦迟发型头痛。

目前，常用的颈椎病经皮穿刺治疗技术有经皮颈椎间盘髓核成形术（percutaneous cervical nucleoplasty，PCN）及经皮穿刺颈椎间盘切除术（percutaneous cervical discectomy，PCD）。PCD的手术原理：主要采用直径约3~4mm的工作通道，前路到达颈椎间盘，采用髓核钳及负压吸引切除髓核，间接地使压迫的纤维环回纳，达到减压的目的。

PCN及PCD的手术操作均为前路的经皮穿刺治疗，无法达到椎间盘的完全切除及骨性压迫的解除，因此在适应证方面类似。目前，其适应证国内外认识尚无统一标准，但是大多数学者认为适用于保守治疗无效、影像学表现较轻、未达到ACDF等手术标准的、纤维环完整的包容型颈椎间盘突出。由于PCN的主要治疗机制为通过消融减少髓核体积，减轻椎间盘内压力，而PCD直接通过切除髓核，在减压效果上也有所不同。因此根据笔者经验认为PCN的主要适应证是影像学表现较轻的、以颈性眩晕表现为主的颈椎病。而PCD对于包容性良好的神经根型颈椎病、影像学及症状较轻的脊髓型颈椎病均可取得良好的效果。

PCN及PCD手术禁忌证包括严重的脊髓型颈椎病，伴有颈脊髓病的；纤维环结构不完整，伴脱出及游离的；伴有颈椎不稳的；骨性压迫为主的狭窄，例如黄韧带增生及后纵韧带骨化的；伴有肿瘤或感染的；其他全身系统性疾病无法耐受消融术的。

三、临床疗效

（一）经皮穿刺激光治疗颈椎病

西岛市村用大和田评价标准，优：症状消失；良：症状减轻，无必要继续治疗；可：症状改善，但仍要继续治疗；不可：症状无改善。其结果优良率分别63%、67%。小板应用日本整形外科学会颈椎病治疗成绩判定基准（JOA Score），其优良率为79%，改善率为82.1%。小川应用Mac Nab标准进行评价，术后1周、1个月的优良率达90%，术后1年的优良率为88%。

1. PLDD治疗神经根型颈椎病疗评价 任长乐等应用半导体激光对26例神经根型颈椎病患者进行PLDD治疗，术后利用MacNab法随访，平均随访时间10个月，优良率为80.7%。陈虹等对13例神经根型颈椎病患者进行PLDD治疗，术后随访时间平均6个月，总体有效率为76.9%。付爱军等对15例神经根型颈椎病患者进行PLDD治，术后随访时间6~18个月，参考William疗效评定标准，有效率达93.3%。任龙喜等对24例神经根型颈椎病患者应用Nd：YAG激光进行手术，所有患者均获得2年以上的连续随访，应用JOA评分法评价疗效，术后1、3、6、12、24个月时的优良率分别为45.8%、50%、58.3%、70.8%、66.7%。

2. PLDD治疗脊髓型颈椎病疗效评价 任龙喜等对11例脊髓型颈椎病患者行经皮激

光椎间盘减压术，应用JOA 17分法进行2年以上的连续随访，术后1、3、6、12、24个月时的优良率分别为31.3%、37.5%、37.5%、56%、54.5%。

PLDD并发症比较少见。Casper等报告的100例无1例并发症发生。Choy总结了750个节段PLDD治疗结果，总并发症发生率不足1%。任龙喜总结了应用PLDD治疗180余例颈腰椎患者，1例颈椎病患者术后感觉面部干燥，无任何治疗，3周后恢复正常，1例腰椎管狭窄症患者，术后腰骶部疼痛，经抗炎止痛药物治疗1个月后疼痛消失。该疼痛可能与$L_5 \sim S_1$间隙多次穿刺相关。其他神经损伤等并发症未见发生。可见PLDD手术是相安全的微创技术。PLDD手术过程中可能出现的并发症及处理方法如下：

（1）椎间盘炎：病因不十分明确，PLDD为高温环境，感染的可能性概率非常小，目前大多数学者认为PLDD起的椎间盘炎多为无菌性炎症常合并邻近椎体改变。预防措施包括手术中注意无菌操作，术后常规口服抗生素。一旦出现应绝对卧床休息，并给予大剂量抗生素，必要时应穿刺引流冲洗或外科手术取出坏死组织。

（2）神经热损伤：发生率极低，主要与光纤位置接近神经根有关。对神经激光热损伤重在预防，若怀疑神经热损伤，应给予皮质激素、$VitB_{12}$、高压氧对症治疗并加强功能锻炼。

（3）血管损伤：PLDD引起血管损伤文献未见报道。激光作用于血管是否会引起出血与血流速度、血管大小、激光种类有关。YAG激光对直径小于$2.1 \sim 3mm$的静脉有凝固止血作用。此外，只要定位准确，一般也不会损伤周围组织器官。椎旁血管损伤引起的椎旁血肿多可自动吸收，大血管损伤后果凶险，应立即外科止血。

（4）终板损伤：主要原因是光纤位置太靠近终板软骨。在男性患者，$L_5 \sim S_1$椎间盘穿刺中经常遇到这种情况。因$L_5 \sim S_1$椎间盘平面低，又有髂骨翼阻挡，穿刺针不能平行于椎间隙进入椎间盘，针尖较难达到椎间盘中央，往往抵S_1上终板。椎体终板损伤时可见穿刺针内有暗红色骨髓抽出。此时应立即停止激光灼烧，术后给予抗生素预防感染、止血药止血，多不会引起严重后果，患者也无特别不适。但有文献报道激光热损伤或光休克作用可引起椎体骨坏死，因此，PLDD术后对怀疑骨坏死的患者应行MRI检查，以监测和防止椎体骨坏死发生。

3. 展望　经皮激光椎间盘减压术这一新技术的设想最初由美国人Choy于1984年提出，在尸体标本及动物实验成功的基础上，ChoyAscher于1986年在奥地利的Graz大学首先在临床上应用PLDD治疗腰椎间盘突出症获得成功，并于1987年在世界上首次报道了PLDD的实验研究及临床应用结果。此后，许多学者相继开展了该领域的研究，并相继报道了各自的临床总结。目前的研究及临床应用结果表明，该项技术具有简单、方便、安全、并发症少及有效率高等优点，有可能取代化学溶核术和经皮椎间盘切除术，成为一种有发展应用前景的微创治疗颈椎间盘突出症的新技术。

（二）脊柱内镜治疗颈椎病

作为微创手术方式，无论颈前路手术还是颈后路手术，内镜下操作对减少组织损伤、减少术中出血、减少患者术后疼痛、加速康复的优势是显而易见的。内镜下颈后路手术不破坏颈椎中线张力带结构及非减压侧的关节突关节，继发性颈椎后凸畸形的风险显著降低。在手术中，内镜的放大作用和良好的照明，使手术视野更加清晰，熟练掌握后，专用的磨钻等操作工具能够帮助我们精准地到达手术区域。但不容忽视的是，对于脊柱外科医师而言，微创技术并不代表一切，准确的诊断以及根据病变具体情况选用合适的术式，才是保证良好手术效果最重要的保证。

1. 内镜下颈后路手术　诸多的临床实践均表明内镜下颈后路椎间孔切开术对神经根型颈椎病有良好疗效，超过95%的患者的症状可以获得显著缓解，并发症发生率仅为1%～3%。Ruetten等对87例应用内镜下颈后路椎间孔切开术治疗的颈椎间盘突出症患者进行了2年的随访，87.4%的患者上肢痛消失，9.2%偶尔发生上肢痛，两年内有3.4%的患者复发，减压效果与传统开放手术类似，但手术创伤明显减小。此组数据与颈前路椎间盘切除融合术相比具有相近的疗效，但创伤程度、手术时间、恢复时间均少于传统手术。Kim等在对一组41例分别应用开放（19例）或内镜下（22例）颈后路椎间孔切开/椎间盘切除术治疗的神经根型颈椎患者随机对照研究中发现，两种手术方式最终的手术疗效是一致的，而内镜下手术在皮肤切口、住院天数、止痛药物需求及术后4周内颈痛等方面更具优势，有助于增加患者的依从性。

内镜下颈后路椎管减压术是近年来逐步开展起来的手术方式，仅有为数不多的报道。该类手术适应证较为有限，选择合适的患者实施手术是获得良好手术效果的重要保证。

2. 内镜下颈前路手术　内镜下颈前路减压融合术是传统颈前路融合术的微创化。Tan对36例包括颈椎间盘突出症、脊髓型颈椎病、神经根型颈椎病和后纵韧带骨化症患者至少2年术后随访的结果令人满意，仅出现1例手术后切口血肿。

Ruetten等比较了内镜下颈前路颈椎间盘减压术与颈前路椎间盘切除融合术的疗效，经过至少2年的随访，两种手术方式的优良率均超过90%，两组间无显著差异。内镜下手术因其微创的特点，更少出现吞咽困难、切口血肿等并发症。颈前路经椎间盘减压术的翻修率与颈前路椎间盘切除融合术类似（7.4% vs 6.8%），复发率3.7%。在国内，内镜下颈前路手术同样取得了良好的疗效，王建等比较了内镜下与开放颈前路减压手术的疗效，平均16.5个月的随访结果表明内镜下颈前路手术的短期临床效果不低于开放手术。内镜下颈椎前路手术的并发症与传统手术类似，包括血管、器官、食管、甲状腺、喉返/喉上神经、交感神经链、硬膜/鞘膜等损伤以及术后出血、感染等，内置物相关并发症包括融合器沉降、移位，接骨板/螺钉松动、断裂等，术后同样存在假关节形成、椎间隙塌陷后凸畸形等可能。内镜下手术比较特殊的是因工作通道与颈前难以紧密贴合，存在食管自通道边缘进入术野而受到损伤的风险。

内镜下颈前路椎间孔切开减压术的疗效在多数学者的报道中是满意的。较为大宗的病例报道如Jho等对应用颈前路椎间孔切开减压术治疗的104例神经根型颈椎病患者进行了2年的随访，99％的患者取得了良好的疗效。这类术式有损伤椎动脉和交感神经链的风险，多数情况下需要暴露椎动脉或小心牵开颈长肌以保护交感链；经由椎体钻孔减压的入路避开了椎动脉和颈长肌，且不影响钩椎关节完整性，但手术具有更高的难度。有研究发现切除钩椎关节会增加颈椎旋转活动度；也有学者发现一组前路椎间孔减压患者数年后的翻修率高达30％，高于其他术式，因此质疑单独应用颈前路椎间孔减压术治疗神经根型颈椎病的长期疗效。据文献报道，微创颈前路椎间孔切开减压术并发症发生率为7％~22％，主要包括同节段椎间盘突出复发、Honer综合征、喉返／喉上神经损伤、硬膜撕裂，以及更加少见的椎间盘炎及偏身轻瘫。

（三）经皮穿刺技术治疗颈椎病

目前，国内外对于PCN及PCD的临床疗效已有相关的报道。PCN及PCD术后半年均可获得良好的临床症状改善及影像学突出的消失。结合国外其他学者的研究，PCN及PCD的术后远期临床有效率均在80％左右。因此，PCD及PCN的治疗效果也得到了广泛认可。例如，Ahn报道了17例PCD的颈源性眩晕表现为主的神经根型颈椎病（纤维环结构良好）患者术前及术后3年的MacNab评分、VAS评分及影像学结果，88.2％的患者症状明显缓解，研究也发现PCD可能会引起椎间隙高度的丢失，但对手术效果无明显影响，也未发现有相关的不稳发性融合发生。Tzaan随访107例PCD手术、维环结构良好的颈椎病患者术后2年的症状评分及影像学结果，发现50％左右的患者明显缓解。Schubert报道90例行PCD的颈椎患者，术后2年有效率也在80％以上。PCN的手术效果也与PCD一致，各家的报道均在80％左右。总之，结合目前的相关研究，在控制好手术适应证的前提下，PCN及PCD均可以取得良好的手术效果，然而，不可忽视各家的研究均存在有15％左右的患者无明显症状改善，甚至少数患者出现症状加重及其他并发症而需要行开放减压术的。随着我们对颈椎病发病机制认识的加深，对微创手术技术的不断改进及对颈椎手术适应证的不断研究，经皮穿刺技术必将不断地趋于完善，以更高的安全性及更少的痛苦为广大颈椎病患者解除病痛。

第二节　枕颈部畸形

枕颈部又称颅椎连接部，指枕骨下方环绕枕骨大孔的区域和寰、枢椎。枕颈部畸形较常见，可表现为脊柱骨数量的增多或减少，形状的改变和椎骨的部分缺损，融合或增多等；常见的畸形有扁平颅底、颅底凹陷、枕骨髁发育不良、寰枕融合、寰椎前后弓发育不良、寰枢椎融合、$C_{2～3}$融合、先天性齿状突畸形和半椎体等。枕颈部的畸形往往不是单一的，而是多种畸形合并发生。

一、扁平颅底

扁平颅底是指颅底与枕骨斜坡所构成的角度增大，使颅底呈扁平状。扁平颅底在临床上与颅底凹陷有所不同。扁平颅底只不过是蝶骨体的长轴与枕骨斜坡所构成的颅底角异常增大，单纯扁平颅底绝大多数不会引起神经症状，故临床意义不大，但常与颈部的其他畸形合并存在。

二、颅底凹陷症

颅底凹陷指枕骨大孔周边的骨结构向颅腔内凹陷，枢椎及齿状突上移，突入枕骨大孔内，脑干等神经结构受压。颅底凹陷约占颈枕区畸形的90%。

（一）病因及病理生理

1. 原发性　是先天性枕颈结合部的结构发育异常，可能是常染色体显性遗传。常伴发其他脊柱畸形，如寰枕融合、Klippel-feil综合征、扁平颅底、齿状突畸形、Arnold-Chiari畸形等。

2. 继发性　是获得性颅骨畸形。较少见，由引起颅底骨性结构软化的全身性疾病所致，如Paget病、佝偻病、成骨不全、骨软化、类风湿性关节炎、神经纤维瘤病、强直性脊柱炎、甲状旁腺功能亢进等。在疾病进展期，因重力影响导致松软的骨质畸形变。

（二）检查

1. X线片检查　是本病诊断的主要依据。
常用的测量方法有以下几种：

（1）Chamberlain线：颅骨侧位片上，自硬腭后缘至枕骨大孔后上缘的连线，正常者此线经过齿突尖端之上。一般认为，齿状突尖端超过此线3mm，即为颅底凹陷。

（2）McGregor线：颅骨侧位片上，自硬腭后上缘至枕骨鳞部外板最低点的连线。因在侧位片上更容易确定，故临床更常用。齿状突尖超过此线4.5mm就可以考虑为颅底凹陷。

（3）McRae线：颅骨侧位片上，枕骨大孔前后缘连线。正常时齿状突尖低于此线。

2. CT　CT的多角度断层、重建技术可直接地显示斜坡、枕骨髁的情况，并能进行准确测量。MRI能清晰、直观地反映颅骨畸形对神经组织的影响。

（三）临床表现

一般10岁以后逐渐发病，以10～30岁多见，少数在老年时才出现症状。男性多于女性。头颈部的创伤、感染可诱发症状或使症状急剧加重。症状多进行性加重，表现为轻重不等的枕骨大孔区综合征。

1. 外观　颈项短粗、后发际低。约半数患者伴有斜颈，也可能有面部、颅骨不对称及蹼状颈等畸形。

2. 神经刺激症状　多以颈神经刺激症状为始发，如枕颈部疼痛、颈椎活动受限、一侧或双侧上肢麻木、酸痛、无力等。

3. 后组脑神经症状

（1）舌咽神经受累：舌后1／3味觉及咽部感觉障碍，咽喉肌运动不良。

（2）迷走神经受累：软腭不能上提，吞咽困难，饮水呛咳，声嘶，鼻音重。

（3）副神经受累：胸锁乳突肌和斜方肌瘫痪。

（4）舌下神经受累：舌肌萎缩、舌运动障碍。

4. 小脑症状　步态不稳、共济失调、眼球震颤、辨距不良等。

5. 延髓及上段颈髓受压　表现为轻重不一的四肢上运动神经元系统瘫痪，以及延髓或脊髓空洞症的表现。例如四肢无力、肌张力高、肌腱反射亢进、手指精细动作障碍、深感觉障碍、感觉分离等。

6. 椎动脉供血不足　反复发作的突发眩晕、视力障碍、恶心呕吐、癫痫、智力减退、晕厥及人格改变等。

7. 颅内压增高　多于晚期出现，表现为头痛、喷射状呕吐，视神经盘水肿，甚至发生脑疝，出现呼吸、循环及意识障碍。

8. 性功能紊乱　约1／3的患者有阳痿和性欲低下。

（四）诊断标准

根据临床表现、X线检查以及CT、MRI等可明确诊断。X线片检查中有上述测量方法中至少有两项明显异常时才能诊断。但X线平片测量数值因性别年龄而差异较大，故应综合临床症状、体征、X线检查以及CT、MRI等确定诊断。

（五）鉴别诊断

颅底凹陷症的临床表现复杂，无特异性的症状、体征。临床上较易误诊。需与颈椎病、寰枢关节脱位、枕骨大孔区和上颈段肿瘤、脊髓空洞症、原发性脊髓侧索硬化症等鉴别。

虽然颅底凹陷常合并多种发育畸形，但不应单以枕颈区其他畸形的存在而诊断颅底凹陷。对疑有颅底凹陷者，应做X线、CT、MRI等检查，明确是否存在枕颈部畸形。

三、枢椎齿状突畸形

枢椎齿状突畸形是引起寰枢椎不稳的一个先天发育性因素。创伤后较正常人更易发生寰枢关节畸形脱位。齿状突畸形主要包括枢椎分节不良和齿状突发育不全两大类。

（一）病因和病理生理

胚胎期形成软骨性颈椎后，若发生分节障碍，则可能导致寰、枢椎之间及枢椎与第3颈椎之间不同程度的畸形愈合。齿状突畸形除了因骨化障碍，齿状突尖、体不融合以及齿状突体与枢椎不融合外，也可能与感染、创伤或血供不足有关。

齿状突畸形包括未发育（缺如）、发育不良和齿状突骨，Green-berg将齿状突畸形分为以下五型：

Ⅰ型：齿状突骨。齿状突正常，但其基底部未与枢椎椎体融合。

Ⅱ型：终末骨。齿状突尖与齿状突体分离。

Ⅲ型：齿状突体缺如。齿突尖成为游离的齿突小骨。

Ⅳ型：齿状突尖缺如。齿状突短小。

Ⅴ型：齿状突缺如。齿突尖与体部均未发育。

（二）检查

颈椎开口位片可看到齿状突发育情况；颈椎伸屈位片可以判断寰枢关节有无不稳定或脱位；颈椎CT三维重建可以清楚显示齿状突形状和寰齿前间隙距离，判断有无寰枢关节不稳或脱位；颈椎MRI可显示脊髓受压情况及有无脊髓变性、水肿。

（三）临床表现

枢椎齿状突畸形患者多有短颈、后发际低、斜颈。先天性齿状突畸形各型的临床表现无特异性差别。症状多在10～20岁左右出现，多以颈部疼痛、僵硬、斜颈或头痛等症状起病，颈部创伤可致一过性的肢体瘫痪；随着脱位程度加重，上颈髓受压，出现轻重不一的四肢瘫痪；椎动脉血循环受阻可出现头晕晕厥，视力障碍等。

（四）诊断

儿童时多无症状，常因其他原因就诊检查偶然发现畸形存在。枢椎齿状突畸形常伴有其他畸形。对于无创伤或轻微创伤后逐渐出现头颈偏斜、颈部僵硬或与轻微创伤不相称的严重脊髓损害的伴有短颈、后发际低等畸形的青少年，应考虑此病。影像学检查是诊断寰椎齿状突畸形的主要依据。在颈枕区侧位和开口位X线片上，齿状突各部分间以及齿状突、枢椎椎体之间未愈合处，表现为一线状透亮区；缺如的部分，则X线片上不能显示。伸屈位片可发现不稳定或脱位征象。由于3～6岁时齿突体与枢椎之间完全骨性融合，12岁左右齿突尖与齿突体骨性融合，故诊断时要予以考虑，避免误诊。

四、先天性寰枕融合

寰枕融合又称寰椎枕骨化，是寰椎与枕骨基底之间的先天性融合。表现为骨性融合，融合范围可以是全部或部分。常伴有颅底凹陷、先天性齿状突畸形、先天性颈椎融合、脊柱侧凸等其他畸形。

（一）病因及病理生理

具体的病因尚不清楚。从发生学上讲，枕骨基底部、寰椎后弓和侧块以及齿状突尖均起源于头端的枕部生骨节；在胚胎发育期的软骨化阶段，上述结构分离障碍，将产生各种畸形。寰枕完全性骨性融合，即寰椎前、后弓与枕骨大孔边缘相连；大部分患者表现为部分性融合，即前弓或后弓融合，单纯枕骨髁与寰椎上关节面融合。寰枕融合寰椎相对高度降低，枢椎齿状突位置上升，甚至突入枕骨大孔；合并扁平颅底或颅底凹陷者，寰椎后弓内陷、内翻，这些改变均导致该平面椎管狭窄，延脊髓受压。不同形式的寰枕融合，使寰枕关节功能部分或完全丧失，相应的寰枢关节代偿性活动加大。久之，寰枢关节的韧带和关节囊松弛，从而发生寰枢关节不稳或轻微外力下发生脱位，造成严重的延脊髓受压症状。

（二）临床表现

多于青壮年时出现神经损害症状，病情进展缓慢。外观可有短颈、后发际低、斜颈等特征。常以颈肩部疼痛、颈僵、步态不稳等为首发症状，随着病情进展可出现轻重不一的枕骨大孔区综合征的表现。

（三）检查及诊断

对于以后颅窝组织、延脊髓慢性压迫症状为主者，特别是合并有其他畸形者应做影像学检查以明确诊断。屈伸位X线片如发现寰枕间有融合或寰椎与枕骨间相对位置无变化，可初步诊断；CT的平扫、三维重建以及MRI检查不仅可以进一步明确骨性融合的部位而且可以反映脑脊髓受压的部位和程度。

五、寰枢关节先天畸形

寰枢关节脱位以创伤性多见。因枕颈区先天性畸形而继发的寰枢关节脱位称先天畸形性脱位，其症状常在青少年或成年出现。

（一）病因及病理生理

1. 先天性寰枕融合　寰枕关节功能丧失，寰枢关节代偿性活动加大，导致寰枢关节周围的韧带、关节囊松弛，发生寰枢关节不稳，轻微的外力作用即可发生脱位。合并第2、3颈椎融合者，发生寰枢关节脱位的概率更大。

2. 颅底凹陷　由于颅底畸形骨质的存在，即使寰枢关节正常，其活动范围也受到限制。

3. 齿状突发育不良　寰枢关节包括两个中间的车轴关节及两个侧方的磨动关节。由于齿状突缺如、齿状突骨以及齿状突短小等，使车轴关节的稳定性削弱甚至丧失，寰枢其他关节负荷加重，导致韧带及关节囊松弛。

4. Klipel-Feil综合征　该综合征是先天性多阶段的颈椎融合畸形，寰枢关节负荷增大，发生慢性脱位。

（二）临床表现

寰枢关节先天畸形性脱位的常见症状有颈部疼痛、力弱、感觉障碍、步态异常或共济失调。伤病可能涉及高位颈脊髓的上、下传导束和神经核，还可能影响低位脑神经（舌下、舌咽、迷走和副神经），表现出舌肌萎缩、舌尖歪斜、下咽困难和声音嘶哑等症状。

（三）检查及诊断

寰枢关节伤病的诊断主要依据影像检查。最先做的影像检查应该是颈椎过屈、过伸侧位X线片，投照时应以寰枢关节为中心。如果侧位X线片可疑枢椎齿状突骨折，还应加照开口位，从正位观察齿状突。在颈椎过屈侧位片上应注意观察寰齿前间隙（寰椎前弓后缘与齿状突前缘的距离）。在屈颈姿势下摄片，如果寰齿前间隙大于3mm则寰椎横韧带有可能松弛或断裂。不过这一诊断指标不是绝对的，要结合患者的具体情况综合考虑，如患者的年龄、性别、创伤的强度、是否合并类风湿性关节炎等。如果一个以往健康的成年人，头颈部经受了一个并不大的外力，屈颈侧位片见寰齿前间隙在3~4mm，则不能肯定寰椎横韧带是否断裂，应定期复诊。如果在随诊中多次颈椎屈曲侧位片见寰齿前间隙不再增大，就可以认为寰枢关节是稳定的。不可绝对根据寰齿前间隙3mm的诊断指标草率地行关节融合术。

只有当颈椎X线侧位片怀疑有齿状突骨折时开口位片才有意义。在开口位片上应观察齿状突基底部是否有骨折线。在开口位片上齿状突与寰椎两侧块间距不对称是临床上常见的影像。

第三节　颈椎发育异常

下颈段发育异常可表现为多个颈椎间融合、颈椎半椎体畸形、颈椎裂和椎弓不连。

一、Klippel-Feil综合征

两个或两个以上颈椎先天性融合（可以是完全融合，或是局部；于椎体或椎弓间一部分的融合），称为Klippel-Feil综合征。它以短颈、低发际和颈部活动受限三联症为特征。本病还可伴随其他先天畸形，如颈肋、脊椎裂、腰椎骶化以及其他脏器的先天性发育异常。

（一）病因及病理生理

颈椎异常是胚胎早期中胚层发育障碍的结果，先天性融合是分隔障碍造成的，而半椎体则是单侧形成障碍的结果。尽管Klippel-Feil综合征的病因尚不清楚，但发生于胚胎第4~5周的损害有可能改变颈椎和邻近器官的发育，因此在临床上可见到Klippel-Feil综合征常与各种先天性畸形并存。

（二）临床表现及诊断

短颈、低发际和颈部活动受限三联症是 Klippel-Feil综合征的临床体征。大多数患者在儿童期很少出现需要治疗的临床症状，成年后可能出现疼痛。但需随访观察患者先天融合的椎体与相邻椎体间的稳定性，可采用定期拍摄过伸、过屈位颈椎片了解是否存在不稳。

二、颈椎半椎体畸形

颈椎半椎体畸形较少见，可表现为1／2或2／3的椎体缺如。残余椎体可与上下椎体先天性融合。若椎体前2／3缺如，可引起楔形改变，颈椎后凸。

除颈椎外观畸形和颈椎活动受限外，可能出现脊髓神经症状，如锥体束征、运动障碍、肢体麻木以及大小便障碍等。应做X线正侧位以及CT三维重建检查，观察凹侧椎间盘是否存在，椎弓根是否清晰，椎体终板结构是否正常。

第四节　肌性斜颈

这是一种颈部先天性畸形，在儿童中较常见，多为胸锁乳突肌挛缩引起而称为肌性斜颈。因骨骼发育畸形所致者称为骨性斜颈，较少见。

一、病因

先天性肌性斜颈的病因，目前尚不清楚。

（一）产伤学说

因多见于难产分娩的儿童，约半数为胎位不正的臀位，过去多归咎于创伤。但组织学检查不支持，因胸锁乳突肌纤维化内未见任何含铁血黄素的迹象，无出血证据。

（二）宫内学说

认为胎头在宫内姿势不正，受异常压力的压迫所致胸锁乳突肌发育抑制产生继发性纤维组织反应，是发生斜颈畸形的因素之一。

（三）遗传学说

曾有报道双胞胎中均发生斜颈。据统计19%的患儿有明显家族史。也有发现多伴有其他部位的畸形，提示与遗传因素有关。

二、病理生理

受累的胸锁乳突肌的病理变化。

（一）横纹肌及肌腱的变性坏死

形成弥漫的形状不规则的红染碎块，细胞核大部分消失，残存的细胞核浓缩、不规则，偶见有肌腱及肌纤维完全坏死。

（二）纤维组织增生

变性或坏死的肌纤维间或其周围为新生的毛细血管和成纤维细胞。有时成纤维细胞排列致密，基质中未见胶原纤维形成，或在纤维组织中可见大量的胶原纤维形成以致透明变性，以广泛的纤维化部位完全代替了原有的横纹肌或肌腱。近年来，从超微结构的研究发现：肌纤维间的线粒体排列紊乱，说明三磷酸腺苷缺乏，可能促使肌肉产生类似缺血性挛缩的变化。

（三）横纹肌再生

在增生的纤维组织中，常见横纹肌的再生，纤维形态大小不规则，可见一个以上细胞核。

上述病理变化和年龄无密切关系，且很少见陈旧性出血。因而可以说明胸锁乳突肌主要的病变为肌纤维的变性、坏死、机化，继之纤维组织增生，形成瘢痕致肌肉挛缩。

三、临床表现

（一）斜颈

婴儿出生后1～2周，其家人发现婴儿头斜向一侧，随其发育，斜颈畸形逐渐加重。

（二）颈部肿块

当发现斜颈后，于倾斜侧之胸锁乳突肌内可触及肿块，呈梭形，长2～5cm，宽1～2cm，质硬，无压痛，3～4个月后，肿物即逐渐消失。

（三）面部不对称

约1岁半后，即出现面部五官不对称，即患侧眼睛下降；下颌转向健侧；颜面变形，健侧面部丰满呈圆形，患侧面部则窄而平；测量双眼外角至同侧口角线的距离，可见患侧变短，且随年龄增加而日益显著。需注意患儿有无合并其他畸形。

四、诊断

先天性肌性斜颈的诊断较容易。需重视对患儿的及早发现，早期治疗以提高疗效及降低手术风险。

五、鉴别诊断

（一）颈部淋巴结炎

因局部炎症刺激而使头斜向患侧，但这时肿块有明显压痛，其不在胸锁乳突肌处，区别不难。

（二）寰枢关节旋转固定

可出现斜颈。多因咽部炎症所致周围的关节囊、韧带挛缩或疼痛性痉挛所致。多发生在口咽部感染之后，感染消退后多可自行恢复正常。

（三）其他

包括先天性脊椎骨畸形、颈椎结核。尚有癔症性斜颈、颈部扭伤后肌肉痉挛性斜颈以及习惯性斜视引起的斜颈等，应排除诊断。

第六章　胸椎疾病

第一节　胸椎管狭窄症

胸椎管狭窄症多见于中年男性，其病因主要来自发育性胸椎管狭窄和后天退行性病变所致的综合性因素。在脊椎椎管狭窄症中胸椎管狭窄症远较腰椎和颈椎少见。但近年来随着诊断技术的发展和认识水平的提高，加之继发性病例随着人口老龄化而递增，因此，被确诊的病例逐渐增多，应引起大家重视。

一、发病机制

从病理改变可以看出，构成胸椎管后壁及侧后壁（关节突）的骨及纤维组织均有不同程度增厚，以致向椎管内占位而使椎管狭窄压迫脊髓及其血管等。在多椎节胸椎管狭窄病例中，每一椎节的不同部位的狭窄程度并不一致，以上关节突的上部最重。在下关节突部位则内聚及向椎管内占位较少，压迫脊髓较轻。多椎节病例则显示蜂腰状或冰糖葫芦状压迫（亦可称为佛珠状压痕），MRI及脊髓造影检查可清晰地显示此种狭窄的形态。除上述胸椎管狭窄退变的病理改变外，还可发现椎间隙变窄，椎体前缘侧缘及后缘有骨赘形成，并向椎管内突出加重对脊髓的压迫。

此外，胸椎后纵韧带骨化（thoracic ossification of posterior longitudinal ligament，TOPLL）亦可引起胸椎管狭窄，其特点是增厚并骨化的后纵韧带可厚达数毫米并向椎管方向突出压迫脊髓可以是单节，亦可为多椎节。

脊柱氟骨症亦可致胸椎管狭窄，患者有长期饮用高氟水史，血氟、尿氟增高，血钙、尿钙、碱性磷酸酶亦增高，且检查时可发现其骨质变硬以及韧带退变和骨化，可引起广泛严重的椎管狭窄。X线片因可显示脊椎骨质密度增高而有助于诊断与鉴别诊断。

原发的先天性胸椎管狭窄病例较少见，其病理解剖显示椎弓根短粗、椎管前后径（矢状径）狭小。此种病例，年幼时脊髓在其中尚能适应，成年后轻微的胸椎管退变，或其他致胸椎损伤等因素均可构成压迫脊髓的诱因，而使患者出现症状且症状较重，治疗上难度增大。

二、临床表现

（一）一般症状

胸椎管狭窄症的发病年龄多在中年，好发部位为下胸椎，主要位于胸7~11节段，但在上胸段，甚至胸12段亦可遇到。本病发展缓慢，起初多表现为下肢麻木、无力、发凉、僵硬及不灵活，双侧下肢可同时发病，也可一侧下肢先出现症状然后累及另一侧下肢。约半数患者有间歇性跛行，行走一段距离后症状加重，需弯腰或蹲下休息片刻方能再走。较重者站立及步态不稳需持双拐或扶墙行走。严重者截瘫患者胸腹部有束紧感或束带感，胸闷、腹胀，如病变平面高而严重者有呼吸困难。半数患者有腰背痛，有的时间长达数年，但仅有1/4的患者伴腿痛，且疼痛多不严重，大小便功能障碍出现较晚，主要为解大小便无力，尿失禁少见。患者一旦发病，多呈进行性加重，缓解期少而短。病情发展速度快慢不一，快者数月即发生截瘫。

（二）体检所见

物理检查可发现多数患者呈痉挛步态，行走缓慢，脊柱多无畸形偶有轻度驼背、侧弯下肢肌张力增高、肌力减弱。膝及踝阵挛反射亢进，髌阵挛和踝阵挛阳性，巴宾斯基（Babinski）征、欧本汉姆（Oppenheim）征、戈登（Gordon）征、查多克（Chaddock）征阳性。若椎管狭窄平面很低，同时有胸腰椎椎管狭窄或伴有神经根损害时，则可表现为软瘫，即肌张力低，病理反射阴性，腹壁反射及提睾反射减弱或消失，胸部及下肢感觉减退或消失。胸部皮肤的感觉节段性分布明显，准确的定位检查有助于确定椎管狭窄的上界，部分患者胸椎压痛明显，压痛范围较大，有棘突叩击痛并有放射痛，伴有腿痛者直腿抬高受限。

（三）胸椎管狭窄症的临床分型

根据胸椎管狭窄症的病理，包括狭窄的不同平面范围以及压迫的不同方向对其的治疗方法也不相同，为了指导治疗，选择正确的治疗方法，有必要对胸椎椎管狭窄症进行临床分型。

1. 单椎关节型 椎管狭窄病理改变限于一个椎间及关节突，关节截瘫平面X线关节突肥大等表现，脊髓造影、CT检查等改变均在同一平面。本型约占胸椎椎管狭窄症病例的1/3。

2. 多椎关节型 胸椎管狭窄病理改变累及连续的多个椎节，其中以5~7个椎节居多，占全组病例的1/3。此组病例的临床截瘫平面多在狭窄段的上界，脊髓造影呈完全梗阻者多在狭窄段的下界，在不全梗阻者则显示多椎节狭窄。而狭窄段全长椎节数的确定主要根据X线侧位片上关节突肥大增生突入椎管的椎节数，或以造影完全梗阻处为下界，以截瘫平面为上界计算其椎节数，CT及MRI检查虽可显示狭窄段，但价格昂贵。

3. 跳跃型 本组中仅1例，其上胸椎有3个椎节狭窄，中间2个椎节无狭窄，下胸又有3个椎节狭窄即胸2～4和胸8狭窄，都在胸椎。截瘫平面在上胸椎者，为不完全瘫痪；下段狭窄较严重的截瘫也较重，脊髓造影显示不完全梗阻。椎管狭窄全长的决定由于上胸椎X线片照的不够清晰而主要依据CT检查，从手术减压情况看上胸椎CT检查存在假象，其显示的狭窄比实际更窄，系投照角度倾斜所致。

此外，尚有部分病例合并有胸段椎间盘突出或后纵韧带骨化，有的学者建议将其列为另外两型。

（四）并发症

病情严重者，短时间即可并发截瘫。

三、诊断

本病的诊断并不很困难，在接诊下肢截瘫患者时，应想到胸椎管狭窄症。诊断本症主要依据下列各点：

（一）一般症状

患者多为中年人，发病前无明确原因逐渐出现下肢麻木、无力僵硬不灵活等早期瘫痪症状，呈慢性、进行性，可因轻度外伤而加重。

（二）X线片

清晰的X线片显示胸椎退变增生应特别注意侧位片上有无关节突起增生肥大突入椎管，侧位断层片上有无胸椎黄韧带骨化（ossification of the yellow ligament，OYL）和（或）胸椎后纵韧带骨化（ossification of posterior vertebral longitudinal ligament，OPLL）并排除脊椎的外伤及破坏性病变。

（三）CT检查

可见关节突关节肥大向椎管内突出，椎弓根短，OYL或OPLL致椎管狭窄。

（四）MRI检查

显示椎管狭窄脊髓受压征。

（五）脊髓造影

呈不完全梗阻或完全梗阻；不完全梗阻者呈节段性狭窄，改变压迫来自后方肥大的关节突和（或）OYL，或前方骨化的后纵韧带。

（六）鉴别诊断

本病需与以下疾患进行鉴别：

1. （单纯）胸椎间盘突出症　临床症状与胸椎管狭窄症基本相似，唯发病快、多呈急性状态，但行X线、CT及MRI等检查后易于鉴别。

2. 脊髓空洞症　多见于青年人，好发于颈段及上胸段，发展缓慢，病程长，有明显而持久的感觉分离，痛、温觉消失，触觉和深感觉保存，蛛网膜下隙无梗阻，脑脊液蛋白含量一般正常，MRI检查显示脊髓内有破坏灶。

3. 脊髓侧索硬化症　主要表现为较为严重的上运动神经元和下运动神经元损害症状，却无感觉障碍。

4. 胸椎间盘突出症　患者的症状和体征与胸椎管狭窄症的症状相似，但临床表现多变，发病较急，常呈突发性无典型的综合征。CT脊髓造影及MRI检查均有利于二者的鉴别，一般不难作出正确的诊断。

5. 椎管内肿瘤　患者的表现为进行性加重的脊髓受压症状，腰椎穿刺检查脑脊液可发现蛋白含量的增加程度远比胸椎管狭窄症患者要明显，常常超过1000mg／L。通过脊髓造影的特殊形态（如倒杯状梭形等）和CT脊髓造影、磁共振检查常可作出明确诊断。此外胸椎转移性肿瘤患者的全身情况很差，可能找到原发灶。

6. 其他　胸椎管狭窄症尚需与外伤性硬膜外血肿、单侧后关节突骨折、蛛网膜囊肿、胸椎结核、脊髓蛛网膜炎及中毒引起的脊髓病等相鉴别。

四、辅助检查

（一）实验室检查

若血细胞沉降率、类风湿因子血清碱性磷酸酶、血钙血磷、氟化物检查正常，这些检查有鉴别诊断意义。应常规检查血糖、尿糖，因后纵韧带骨化患者有时合并糖尿病未经治疗会增加手术的危险性。

（二）胸椎X线检查

X线平片上可显示不同程度的退变性征象，其范围大小不一。椎体骨质增生可以很广泛，亦可仅1～2节；椎弓根短而厚；后关节大多显示增生肥大、内聚，上关节突前倾；椎板增厚，椎板间隙变窄。有时后关节间隙及椎板间隙模糊不清，密度增高。部分平片显示椎间隙变窄，少数病例有前纵韧带骨化、椎间盘钙化、椎管内钙化影或椎管内游离体，其中侧位片上可发现肥大增生的关节突突入椎管，这是诊断本症的重要依据。

X线平片上较为突出的另一征象为黄韧带骨化和后纵韧带骨化，在正位片上显示椎板间隙变窄或模糊不清，密度增加。侧位片特别是断层片可显示椎板间隙平面由椎管后壁形成向椎管内占位的三角形骨影，轻者呈钝角，由上下椎板向中间骨化，中间密度较低；重者近似等边三角形，密度高，接近关节的密度。数节段黄韧带骨化时，椎管后壁呈大锯齿状，"锯齿"尖端与椎间隙相对，椎管在此处狭窄严重，约半数患者的X线平片有后纵韧带骨化征象，椎间隙与椎体后缘有纵行带影突入椎管。黄韧带和后纵韧带骨化可发生于各节段胸椎，但越向下其发生率越高且病变程度也越重。

此外，个别患者的X线片上可显示脊椎畸形，包括圆背畸形、脊髓分节不全、脊椎隐裂、棘突分叉及侧弯畸形等，颈椎及腰椎X线片上有时也有退行性变征象以及后纵韧带、黄韧带、项韧带或前纵韧带等的骨化征。

（三）CT检查

CT检查对本病的诊断与定位至关重要，但定位要准确，范围要适当，否则易漏诊。CT检查可清晰显示胸椎管狭窄的程度和椎管各壁的改变，椎体后壁增生、后纵韧带骨化、椎弓根变短、椎板增厚、黄韧带增厚及骨化等，均可使椎管矢状径变小。椎弓根增厚内聚使横径变短，后关节突增生肥大及关节囊增厚骨化，使椎管呈三角形或三叶草形。但在检查中应避免造成假象，CT扫描应与椎管长轴成垂直角度，尤其是对多节段扫描时，如与椎管长轴不成垂直而稍有倾斜，则显示的椎管矢状径较实际情况更为狭窄。

（四）其他检查

1. 奎氏试验及化验检查　腰椎穿刺时可先做奎氏试验，多数呈不完全性梗阻或完全梗阻，小部分患者无梗阻。脑脊液检查蛋白含量多数升高，细胞计数偶有葡萄糖增多和氯化物含量正常，细胞学检查无异常。本项检查大多与脊髓造影同时进行。

2. 脊髓造影　脊髓造影可确定狭窄的部位及范围，为手术治疗提供比较可靠的资料，常选用腰椎穿刺逆行造影，头低足高位观察造影剂的流动情况。完全梗阻时只能显示椎管狭窄的下界，正位片上常呈毛刷状，或造影剂从一侧或两侧上升短距离后完全梗阻。侧位片上呈鸟嘴状，常能显示主要压迫来自后方或前方。不完全梗阻时可显示狭窄的全程，受压部位呈节段状性充盈缺损症状，较轻或一侧下肢症状重者，正侧位观察或摄片难以发现病变时，从左右前斜位或左右后斜位水平观察或投照可显示后外侧或前外侧充盈缺损，即病变部位小脑延髓池穿刺亦可酌情选用。

3. 磁共振检查　这是一种无损害性检查，现有取代脊髓造影的趋势。其显示脊髓信号清晰，可观察脊髓是否受压及有无内部改变，以便与脊髓内部病变或肿瘤相鉴别。胸椎管狭窄在MRI上的改变为：纵切面成像可见后纵韧带骨化、黄韧带骨化以及脊髓前后间隙缩小甚至消失，有椎间盘突出者还可显示突出部位压迫脊髓；横切面成像则可见关节突起肥大增生与黄韧带增厚等，但不如CT检查清晰。

4. 大脑皮质诱发电位（cortical evoked potential，CEP）检查　采用刺激双下肢胫后神经或腓总神经，头皮接收，在不完全截瘫或完全截瘫病例，CEP均有改变，波幅峰值下降以至消失，潜伏期延长。椎板减压术后，CEP出现波峰的恢复，截瘫明显好转。因此，CEP不但可以用于术前检查脊髓的损害情况，且术后CEP波峰的出现，预示脊髓能较好恢复。

五、治疗

（一）胸椎管狭窄症的基本治疗原则

胸椎管狭窄至今尚无有效的非手术疗法，因此，对症状明显、已影响生活工作者，大多数学者认为手术减压是解除压迫恢复脊髓功能的唯一有效方法。因此，诊断一经确立，即应尽早手术治疗，特别是对脊髓损害发展较快者更需及早手术；一旦脊髓出现变性则后果不佳，易造成完全瘫痪。

（二）治疗胸椎管狭窄症的术式简介

本病常用的术式为胸椎后路全椎板切除减压术，可直接解除椎管后壁的压迫，减压后脊髓轻度后移间接缓解前壁的压迫；减压范围可按需要向上下延长，在直视下手术操作较方便和安全；对合并有旁侧型椎间盘突出者可同时摘除髓核。但本手术易引起脊髓损伤，甚至出现完全性截瘫。因此，在操作上一定要小心，切忌误伤。

（三）胸椎板切除及椎管扩大减压术

1. 麻醉与体位

（1）麻醉：可选用局部浸润麻醉或全身麻醉。

（2）手术体位：可用俯卧位或侧卧位。俯卧位较为常用，卧时姿势为头部略低，髋关节稍屈，使骶部位于较高的平面以减少切开脊膜后脑脊液流失。在上胸部和骨盆下各放柔软有弹性的垫枕一个，以保证腹部的自由呼吸运动。在踝部亦放垫枕一个，使膝部微屈，避免膝部发生过伸性损伤。

侧卧位一般取右侧位，患者上肢前伸，右腋下（右侧卧）放一垫枕使右臂架空，免受压迫，右腿伸直左腿髋关节稍屈曲。此体位的优点是术野引流较好，血液和脑脊液能自行流出；缺点是脊椎不易放直，因而手术切口常易偏离中线。

2. 手术步骤

（1）切口：沿背部中线棘突做直线切口，其位置以病变为中心，其范围视病变的大小、定位的准确程度和患者的肥胖程度而定。通常至少应包括损害的上下各一个椎体，肥胖患者切口应适当扩大。

（2）显露椎板：切开皮肤和皮下脂肪直至棘上韧带。这时助手应紧压切口两旁，控制出血。止血后，将切口向两侧牵开然后将椎旁肌肉与棘突、椎板分离。由于在椎旁肌肉与脊椎骨骼之间有静脉丛，损伤后止血麻烦，故分离肌肉时应紧贴骨骼施行。先将棘上韧带中线切开直至棘突，然后用骨衣剥离器将切开的棘上韧带自棘突向两旁剥离再沿棘突向深处剥离。如觉棘上韧带不易从棘突上剥离，可紧挨棘突尖端在其两旁将腰背筋膜切开，这时往往有血管（肋间动脉的末梢分支）切断，应即电烙止血。棘突两侧为背棘肌、多裂肌、棘间肌及其肌腱，将之与棘突和椎板分离。分离范围向两侧直至横突根部，将关节突暴露。肌肉自棘突椎板剥离后常有出血，可用热盐水纱布塞入肌肉与骨骼之间压迫止血。如果有较大的动脉出血则不能用此法止血，可在下一步牵开肌肉时用电烙止血。此出血血管大多为肋间动脉的背侧支，位于上下两个横突之间。填塞的纱布应较大并使每块塞入伤口后都有一小段露出于伤口之外，以免将之遗忘在伤口中。这种剥离椎旁肌的过程先在一侧按脊椎逐个施行，然后再在对侧施行，两侧均剥离后取出填塞的纱布。用椎板切除固定牵开器将肌肉向两侧牵开，这时，由于在两侧肌肉中间有棘突阻挡，放置牵开器时常有困难可暂做初步牵引等，棘突切除后再重新妥为放置。

（3）切除棘突：由于胸椎棘突向下倾斜，所以棘突的上端切除范围应比椎板多一个。切除过程自手术野下端开始，先将最下方的一个棘突下面的棘间韧带用刀切断，然后用骨剪或大型咬骨钳将棘突咬去，直至椎板或是将棘突于根部凿断，之后调整牵开自动拉钩将棘突向一侧牵开，充分显露椎板及小关节。

（4）椎板切除：棘突切除后，位于相邻椎板间的黄韧带暴露。后者的附着点是从上方一个椎板的腹面中点，向下跨过椎板间隙，到达下方一个椎板的上缘，椎板切除自黄韧带开始。由于胸椎椎板呈鳞片样排列，上方一个椎板的下缘覆盖着下方一个椎板的上缘，故椎板切除自下方向上施行，先用刀将黄韧带横向切开直至硬脊膜外脂肪（注意勿损伤脊管内组织）。然后用特制的薄型椎板咬骨钳伸入韧带切口将黄韧带和椎板部分小块咬去。先用小咬骨钳（双动式最为好用）切除椎板的中央部分宽1cm，再用第1颈椎咬骨钳向两旁将椎板切除范围扩大，直至关节突的内侧边缘。通常不必超过后关节突就能获得良好的手术显露，这样就不会影响脊柱的稳定性。但在胸段切除一两个关节突，一般不会严重影响稳定性。因此，视手术减压要求可以考虑将一两个关节突切除，切除椎板时应注意手术器械勿伸入椎管内太多，以免损伤脊髓。椎板切除后常有较多出血来自硬脊膜外静脉丛和骨骼，可用骨蜡吸收性明胶海绵填塞止血。

（5）椎管探查：止血完毕后，进行硬脊膜外探查。探查内容包括硬脊膜外脂肪的多少，有无肿块，有无骨质破坏或缺损等。

（6）扩大椎管内径：如果硬膜外脂肪存在，则沿中线将之分开，然后推向两旁，将硬脊膜暴露。为了减少伤口渗血，使手术野保持清洁，可用棉片将骨切口覆盖，棉片应按照一定习惯安放整齐，切勿随意乱塞，以免遗落于伤口中。这时可检查硬脊膜的情况，注意其色泽张力和有无搏动。检查完毕后，用细导尿管沿硬膜表面向上向下轻轻探入5cm，以判定减压是否彻底，将伤口用盐水冲洗干净。

（7）蛛网膜下隙探查：将硬脊膜沿中线纵向切开。先用脑膜钩将之钩起然后切割，不用脑膜钩者也可在切口两旁先贯穿几针牵拉缝线，然后在缝线间切开在这一阶段，最好勿损伤蛛网膜，以免脑脊液源源流出，影响手术操作。硬脊膜切开一小口后，用有槽探针伸入脊膜下隙，沿控针槽将脊膜用小尖刀切开。硬膜切开后沿切口用细号针线做牵引缝结（如果切开脊膜前未曾缝好的话），用蚊式钳将缝线外端夹住，借助钳的重量将硬膜切口向两旁牵开，在切开硬脊膜前，伤口应彻底止血。血液流入硬脊膜下和蛛网膜下隙后，一方面会影响手术操作，同时也能引起术后的无菌性脑膜炎和蛛网膜粘连。脊膜切开后暴露脊髓，于是进行硬脊膜内探查，先检查硬脊膜内表面的颜色光泽、硬脊膜的厚度以及有无肿物形成，再检查蛛网膜的厚度、颜色光泽与硬脊膜和脊髓有无粘连以及蛛网膜下隙有无肿物出血或囊肿形成，然后检查脊髓的大小、颜色、光泽、质地以及表面的血管分布是否正常等。检查的项目很多，随病因的不同而异，个别病症的特殊检查内容将在下文中提及。

要探查脊髓的前方时，可将其向一旁牵开或向一侧旋转牵开时，可用小号脑压板或剥离子，动作要轻，并需衬以棉片，注意勿损伤脊髓，旋转脊髓时一般都是利用齿状韧带进行牵拉。先在上下两个神经根间将齿状韧带找出，然后在硬脑膜下或蛛网膜下用蚊式钳将之夹住，切断韧带的硬脊膜黏着点，拉动蚊式钳就可将脊髓转动。通常在胸段可将脊髓旋转75°左右，切不可拉扯神经根转动脊髓，因这样将引起剧痛和造成神经根与脊髓损伤。

（8）闭合切口：手术操作结束后，需用温盐水将硬脊膜下隙和蛛网膜下隙冲洗干净，以便不使血液或血块存留。缝合伤口时，对蛛网膜不做处理，如需做脊髓减压对硬脊膜亦不予缝合。这时，脊膜外的止血工作应极严密，因术后如有血肿形成将直接压迫脊髓引起严重后果。在缝合肌肉时，为避免血液流入硬脊膜内，可暂用棉片将脊膜切口覆盖，等肌肉即将缝合时取出（注意不要忘记）。肌肉上的止血工作最好在切除棘突之后、牵开肌肉之前做好，以减少缝合阶段的麻烦。对一般病例，亦可将硬脊膜用丝线连续或间断缝合，以保持蛛网膜下隙通畅为基本要求。肌肉应缝合2～3层，这些缝合还兼有止血作用，然后将深筋膜皮下脂肪组织和皮肤分层缝合。为使伤口愈合较佳，减少脑脊液漏的形成机会，每缝合一层组织时，应将缝线穿过下面一层组织，使上下两层组织互相吻合。

若手术在上胸段，则切口刚巧在两肩胛骨之间。肩胛骨随同上肢运动时能将切口牵张，因此缝合这一切口时应特别结实。术后忌做上肢的拥抱动作，以免伤口因牵张过度而发生崩裂。

在硬脊膜紧密缝合者，可在硬脊膜外放置橡皮片引流（12～24小时），对硬脊膜敞开减压或有缺失不能紧密缝合者以不做引流为宜，以免形成脑脊液漏。

（9）术后处理：术后处理与一般脊柱外科手术相似，主要是预防脊髓水肿反应、脑脊液漏和感染。

六、预后

及早手术恢复尚佳，一旦脊髓出现变性，则预后不佳。

第二节　胸椎间盘突出症

既往胸椎间盘病变的诊断统计资料是用碘苯酯脊髓造影的诊断方法。随着安全无创伤性的更先进的诊断技术MRI、CT的出现，人们已对胸椎间盘突出的认识发生了改变。

Awwad及其同事在观察了433位患者脊髓造影后的CT扫描后，确诊68位患者患有无症状的胸椎间盘突出。Wood及其同事，报道了40岁以下无胸部疼痛症状的成年人MRI

影像检查结果，发现胸椎间盘退变者达55%，无症状者37%发生急性胸椎间盘突出。其中，40%的椎间盘突出者为一个节段以上的多个椎间盘突出。此外，在未加选择的368例尸检中发现，有胸椎间盘突出者竟达15.2%。由此可见，有许多人虽有胸椎间盘突出却无临床表现，这主要是由于这些患者的胸椎管矢状径较大，以致突出的髓核组织尚不足以达到压迫脊髓的程度。此外从解剖学上来看，胸椎独特的解剖特点和其承受上方体重的特殊性决定了胸椎椎间的活动性，同颈椎和腰椎节段有所不同，胸椎节段运动的稳定性依靠胸廓的夹板样效应。小关节突关节的方向是主要决定可行运动的因素。胸椎的主要运动是少许扭转，和发生在腰椎的情况一样。当纤维环急性损伤时，屈曲和扭转负荷的结合力可致后部的髓核突出，基于这一观测结果，加上胸廓的夹板样效应以及胸椎间盘高度较腰椎间盘高的特点，就可以解释为什么胸椎间盘突出的发病率比腰椎间盘突出低。慢性劳损损伤及姿势不正被迫体位均可引发本病；胸椎椎节的退变也是本病的病因之一。

一、病因

脊柱慢性劳损损伤及姿势不正被迫体位均可引发本病，胸椎椎节的退变也是本病的病因之一。

二、发病机制

（一）慢性劳损或损伤

本病大多是由慢性劳损或脊柱损伤所致，除姿势不正，被迫体位持续过久及弯腰过度等因素外，各种外伤例如从高处坠下、摔倒多次反复的脊柱扭伤等，均可引发本病。病程短者，突出物多为弹性柔软的髓核组织，而病程长者，则突出的髓核大多随着成纤维细胞的包绕收缩而变得坚硬，亦可呈钙化或骨化的硬结，并与后纵韧带粘连固定于椎节后缘，这常常是此病引起广泛的脊髓节段性损害的原因之一。

（二）胸椎退行性变

尽管胸椎退行性变与年龄有关，且多见于中年以后，但本病的发病率并不与年龄成正比，因此椎节的退变是构成本病发病的病因之一。椎间盘退行性变时，髓核向后突，甚至破裂脱出，并在后期形成钙化。胸椎间盘突出症除自身的特点外，亦有与颈椎病或腰椎病相似的发病机制。脊柱椎间盘是人体器官中最早开始退行性变的一个，其退行性变从早期即表现为间盘变性、间隙变窄、节段不稳、韧带松弛、髓核突出或脱出、骨质增生以及周围软组织钙化等一系列的病理过程，在此种情况下，如果再遇外伤甚至轻微的外伤即可诱发本病。因此本病有时也可发生在年纪较轻、椎间盘退行性变并不十分明显的患者。至于明显外伤情况下发生的胸椎间盘破裂、髓核突出，亦与其本身的退变有关。根据资料统计，胸椎间盘突出症在下胸椎的发生率最高，亦表明椎节有退变的作用。

（三）脊柱姿势的改变

统计资料表明，在先天性或后天性的驼背病例，其后凸畸形顶点部位的髓核易突出，当然姿势不正常是引起椎节退变的原因之一。

三、临床表现

胸椎间盘突出症所引起的症状，主要来源于以下4种因素。

1. 机械性因素　由于椎间盘突出及椎间关节紊乱，直接造成具有典型力学特点的局限性背部疼痛，例如卧床休息后疼痛减轻，活动后则症状加剧，急性胸椎间盘突出时，可产生有胸膜炎症状特点的疼痛。

2. 根性因素　椎间盘突出可挤压根管神经出口处的脊神经根，以致引起肋间肩胛带疼痛，高位胸椎间盘突出可引起Horner综合征。

3. 脊髓受压　当椎间盘组织直接压迫脊髓本身时，将产生广泛的症状从轻微的疼痛和感觉异常到明显的瘫痪，可出现尿失禁和下肢无力，且病情发展迅速。

4. 内脏症状　胸椎间盘突出可有多种多样的表现，易与心脏、肺或腹部疾病相混淆，同时可有括约肌功能紊乱、大小便及性功能障碍，亦可出现神经营养障碍，下肢常有久治不愈的慢性溃疡等。有时患者可被误诊为神经官能症或癔症而长期误治。

胸椎局部的一般症状，患者主要表现为椎旁肌紧张，严重者呈强直状。脊柱可有轻度侧弯及椎节局限性疼痛、压痛及叩痛。视椎间盘突出的程度及椎管矢状径的大小不同胸椎间盘突出症患者的体征存在很大差异。当对躯体进行仔细的浅感觉检查时，可发现与受压节段相一致的明显感觉障碍平面。肌无力通常呈双侧性且可伴有直肠括约肌张力降低、脊髓长束征（如阵挛或Babinski征阳性等）。病程时间越短，上述体征越常见。胸椎间盘硬膜内突出罕有，患者通常出现严重的神经症状，包括截瘫，脊髓后柱的功能（位置觉和振动觉）受累较轻，大多能保留，这是因为脊髓被挤压部位在脊髓前柱，但病变后期脊髓后柱亦可同时受压而引起完全性瘫痪。

四、分类

本病有多种分型方式，但常用的有三类，现分述于后。

（一）依据发病急缓分型

1. 急发型　指在数天甚至数小时内急骤发病并引起神经症状者，其中病情严重的病例甚至可以出现瘫痪，其中半数患者有外伤史。

2. 缓发型　系慢性逐渐发病，大多因椎节退变所致，患者在不知不觉中出现症状，并逐渐加重，晚期亦可引起瘫痪。

（二）依据症状的严重程度分型

1. 轻型　指影像检查显示胸椎间盘突出，但临床症状轻微，甚至仅有一般的局部症状者。

2. 中型　有明显的临床症状，除椎节局部疼痛及叩痛外，可有根性刺激症状或脊髓症状；磁共振成像（magnetic resonance imaging，MRI）检查可清晰地显示阳性所见。

3. 重型　主要表现为脊髓或圆锥受压症状，甚至出现完全性瘫痪。其中半数发病较急，尤其是年轻患者。

（三）依据病理解剖分型

1. 侧型　因胸椎管狭小，因此髓核易向压力较低的侧后方突（脱）出，在临床上以侧型为多见。此型主要表现为单侧神经根受压，患者出现根性症状而无明显的脊髓症状，胸段的脊神经根在椎管内经过的距离甚短，仅2～5mm，一旦受压，可因感觉神经支和交感神经支的受累，而引起剧烈的疼痛。

2. 中央型　此型是椎间盘向正后方突出，以脊髓受压为主，并出现或轻或重的运动功能障碍以及疼痛和感觉异常，其产生机制主要是由于：

（1）脊髓直接遭受压迫：此是临床上最为多见的原因。

（2）脊髓血供障碍：主要是突出物直接压迫脊髓前中央动脉所致，因脊髓的血供属终末式，侧支循环甚少，所以一旦血供障碍，即可招致急性截瘫。此时脊髓多呈横贯性损害。

（3）当胸11～12椎间盘突出压迫脊髓圆锥和马尾时，患者除有胸椎疼痛及放射至下肢的疼痛外，括约肌功能亦同时紊乱，以致在表现感觉、运动功能障碍的同时，大、小便功能及性功能均受累，抑或是仅仅表现为马尾受压的症状。此型在临床上较为多见。

五、并发症

当脊髓受压严重时可并发下肢瘫痪，当脊髓血供障碍时，可并发急性瘫痪亦可有括约肌功能紊乱，大、小便及性功能障碍。

六、诊断

由于本病较为少见，且患者以局部一般症状或神经症状为主来诊，患者常被诊断为胸背部纤维织炎等一般性疾患，而在神经内科诊治本病的误诊率较高。所以为防止或减少这一现象发生，每位临床医师均应对本病有一个较为全面的认识。

在临床上，对本病的诊断主要依据以下三点。

（一）病史

可急性发病亦可缓慢发生，且症状轻重不一，应全面了解，包括既往的检查及治疗概况等。

（二）临床表现

由于患者个体椎管矢状径大小不一，其症状差异亦较大，从一般局部隐痛到下肢完全瘫痪均可发生，因此对此类患者均应注意认真检查以求尽早发现。

（三）影像学检查

1. X线检查　以胸椎常规的正位和侧位X线平片为首选，据报道，20%~50%的胸椎间盘突出症患者在椎管内有钙化的椎间盘。

2. 脊髓造影　用大剂量的水溶性造影剂行脊髓造影术的同时，用CT扫描是一种更准确的优良诊断方法。如果不先行脊髓造影，而直接用CT检查，将会弄错受损脊髓的准确节段。但目前大多数学者均认为此种损伤性检查应被MRI检查取代，因为后者也是一种纵向观察估测整个胸椎管的方法。

3. CT及MRI检查　凡疑及本病者均应及早行MRI检查，笔者发现MRI检查是本病早期诊断及获取及时治疗最为有效的措施。此外脊髓造影及CT检查等虽对本病的诊断亦有一定帮助，但由于其确诊率不如MRI检查，因此，切勿作为首选检查项目，目前已较少选用或仅作为参考。

（四）其他检查

包括肌电图和体感诱发电位等对诊断胸椎间盘突出症多有帮助。

（五）鉴别诊断

本病早期，在MRI影像结果显示之前，除需要与胸、腰椎各种疾患进行鉴别外，主要应与神经内科许多涉及胸段脊髓或脊神经根的疾患加以区别。为此应当强调全面认识本病，及早行MRI检查，不仅是为了诊断，也是对本病进行鉴别诊断的最佳手段。

七、治疗

（一）非手术疗法

主要用于轻型病例，尤其是年迈体弱、髓核已经钙化或骨化无再移位发展可能者其主要措施包括以下内容：

1. 休息　视病情而选择绝对卧床休息、一般休息或限制活动量等，前者主要用于急性期患者，或是病情突然加剧者。

2. 胸部制动　因胸廓的作用，胸椎本身活动度甚微，但为安全起见，对活动型病例可辅加胸背支架予以固定，此对病情逆转或防止恶化具有积极意义。

3. 对症处理　包括口服镇静药、外敷镇痛消炎药膏理疗、活血化瘀类药物及其他有效的治疗措施等，均可酌情选用。

（二）手术疗法

由于本病后果严重，因此一经确诊，尤其是对中年前后的活动型病例，应考虑选择积极的手术疗法，以防具有"定时炸弹"危险的髓核进一步后突而引起胸髓横断性损害。一旦如此，则悔之晚矣。当然，对无手术适应证者亦不可任意施术，以防引起误伤反而使病情加剧。

1. 手术适应证　主要选择以下病例。

（1）诊断明确伴有神经症状者为首选病例：凡身体状态无手术禁忌者均应考虑手术。即使是脊髓严重被压，只要仍保留少许感觉，甚至仅仅肛门周围有感觉即可施术。

（2）病情进行性加重者应按急诊手术：由于胸椎管矢状径明显小于腰椎和颈椎，因此，当髓核后突时，实质性的胸髓几乎已无任何退缩的余地，此种质地柔软的脊髓实质一旦被硬度大于其本身的髓核挤压致损，可以立即形成横切性损害以致失去手术时机。

（3）轻型病例：可酌情选择是否实施手术，对一般轻型病例可采取非手术疗法，但对年轻、活动量大、外勤较多或属于文体工作性质者亦应向患者说明情况，让其能够理解病情有发生意外的可能，如果患者自己无法避免加大活动量而要求手术，亦应予以手术，包括简单的椎节融合术或难度较大的髓核摘除+内固定术等。

2. 术式选择　用于胸椎间盘切除及融合术的术式主要有以下三类：

（1）前路手术：即通过胸腔或胸腹联合切口抵达胸椎椎节前方施术，切除后突（脱）的髓核并同时予以内固定（融合）术。此种术式较为安全、有效且可在使椎管取得理想减压的同时也获得一个良好的能够恢复椎节高度的内固定。

（2）后路手术：此种传统的术式已沿用多年，大多数骨科或神经外科医师都熟悉这一手术途径，操作上也较容易。但若想切除胸椎管前方的髓核则相当困难，尤其是中央型病例，术者常常难以绕过娇嫩的胸髓达到满意切除髓核或骨化物的目的，甚至在术中可能对胸髓引起误伤，且术中出血较多，主要是由于两侧根静脉丛处出血较多及止血困难。因此，大多数学者反对这一手术途径。

（3）侧后方手术：有以下两条途径可供选择：

1）胸腰椎椎管次全环状减压术途径：此种手术入路较易切除椎管前方的致压物且损伤小，基本上不影响椎节稳定性，但本式式难度较大，要求一定的手术技巧。

2）胸椎结核的手术途径：即通过切除1或2根肋骨，沿肋骨头抵达胸椎椎体侧方的入路。此种途径不仅显露与操作上难度较大，且损伤亦大，但对具有丰富的胸椎结核手术经验者来说也许是最佳选择。

八、预防

1. 平日应尽量减少对腰的负重，搬运较重物体时需要正确的方式。

2. 坐的时候最好使用有靠背垫的凳子。

3. 平时如果有轻微疼痛，可能是轻微的劳损造成，如果一直有疼痛感，则须就医。

第七章　腰椎疾病

第一节　腰椎间盘突出症

"腰突症"是腰椎间盘突出症的简称。腰椎间盘突出症是由于腰椎间盘变性，纤维环破裂，髓核突出刺激或压迫神经根、马尾神经所表现出来的一系列临床症状和体征，俗称"腰突症"，是临床的常见病和引起腰腿痛最主要的原因，常给患者的生活和工作带来诸多痛苦，甚至造成残疾，丧失劳动能力。腰椎间盘突出症是腰腿痛的主要原因，为骨科临床最为多见的疾患之一，占骨科门诊下腰痛患者的10%～15%，因腰腿痛住院病例的25%～30%。腰椎间盘突出是当今的多发病，而且康复难度较大，需要改变不合理的生活方式。

一、症状

腰椎间盘突出症患者最多见的症状为疼痛，可表现为腰背痛、坐骨神经痛，典型的坐骨神经痛表现为由臀部、大腿后侧、小腿外侧至跟部或足背的放射痛。据临床统计，约95%的腰突症患者有不同程度的腰痛，80%的患者有下肢痛。特别是腰痛，不仅是腰椎间盘突出最常见的症状，也是最早出现的症状之一。

疼痛发生主要是由于突出、变性的髓核对邻近组织（主要为寰椎神经及脊神经根）的刺激与压迫，同时髓核内糖蛋白等生物物质溢出释放组胺等，引起局部化学性炎症，引起的化学性和机械性神经根炎所致，从而引起或轻或重的慢性腰腿痛。而且腰椎的退变也往往同时发生在腰部的其他组织，如腰椎间小关节、韧带、腰部肌肉等，造成这些组织局部的慢性炎症，引起疼痛。两个因素相互作用，互相加重，使腰腿痛进行性发展。

二、疾病现状

腰椎间盘突出症是骨科常见病之一，约1/5的腰腿痛患者是由腰椎间盘突出造成的。从1934年Mixterher和Barr提出此病至今已有80余年。从国内外流行病学分析来看，其发病率的人口比率和绝对数值均呈上升趋势。发病年龄从几岁到几十岁都有，我们曾经看到9岁的腰椎间盘脱出患者。该病发病率的上升与我们生活的环境、生活和工作的习惯改变有关，长期不良的用腰习惯是主因。腰椎间盘突出患者在鞋的选择上应保持理性，避免不必要的伤害，时尚和健康经常是对立的，在鞋与健康方面表现最为突出，一些不科学的说法是凭借逻辑就可以判别的。

三、定义

腰椎间盘突出，医学全名应该是"腰椎间盘突出症"，由于名称各异，骨科医师学会对腰椎间盘病变的命名作了如下定义：

（一）椎间盘

正常椎间盘无退变，所有椎间盘组织均在椎间盘内。

（二）椎间盘膨出

椎间盘纤维环环状均匀性超出椎间隙范围，椎间盘组织没有呈局限性突出。

（三）椎间盘突出

椎间盘组织局限性移位超过椎间隙。移位椎间盘组织尚与原椎间盘组织相连，其基底连续部直径大于超出椎间隙的移位椎间盘部分。

（四）椎间盘脱出

移位椎间盘组织的直径大于基底连续部，并移向椎间隙之外。脱出的椎间盘组织块大于破裂的椎间盘间隙，并通过此裂隙位于椎管内。

国内对腰椎间盘突出症亦有腰椎间盘纤维环破裂症、腰椎间盘脱出症、腰椎间软骨盘突出症、腰椎软骨板破裂症等称谓。

虽然上述疾病名称和含义有所不同，当前仍较统一的称谓为腰椎间盘突出症。腰椎间盘突出的发病是由腰椎的退变增生导致的，腰椎的退变是一个逐渐进展的生理或病理性的过程，因此年龄是一个影响因素。专家表示，在腰椎的退变过程中，除表现有椎间盘退变、椎间隙狭窄、椎体前后缘及关节突的骨质增生外，其周围的关节囊、韧带也相应地发生充血、肿胀、纤维化、钙化或骨化等一系列的变化，从而刺激和压迫颈腰神经根、脊髓或者颈部交感神经、椎动脉等组织，可以导致各种不同的临床表现。

四、分类

腰椎间盘突出症突出的髓核止于后纵韧带前方称为"突出"，而穿过后纵韧带进入椎管内的，称为"脱出"。根据髓核向后突出部位分为三型。

（一）后外侧方突出型

纤维环的后方最弱的部位在椎间盘中线两侧，此处本身薄弱，同时缺乏后纵韧带的强力中部纤维的支持，因此是腰椎间盘突出最常见的部位。临床上最为多见，约占80%。

（二）中央突出型

髓核通过纤维环后部中央突出，达到后纵韧带下。除引起坐骨神经症状外，还可刺激或压迫马尾神经，表现为会阴部麻痹及大小便障碍。

（三）椎间孔内突出型

髓核向后经后方的纤维环及后纵韧带突入椎管，进入椎间孔内，容易被漏诊，但所幸其发生率低，仅占1%左右。

五、病因

（一）退行性变

目前认为，其基本病因是腰椎间盘的退行性变。退行性变是一切生物生长衰亡的客观规律。由于腰椎所承担的特殊的生理功能，腰椎间盘的退行性变比其他组织器官要早，而且进展相对要快，这是一个长期复杂的过程。所谓腰椎间盘退行性改变，即由于椎间盘受体重的压迫，加上腰部又经常进行弯曲、后伸等活动，易造成椎间盘的挤压和磨损，尤其是下腰部的椎间盘，从而产生退行性改变。腰椎间盘退行性改变是本病发生的基础。

（二）其他因素

1. 外力作用　在日常生活和工作中，部分人往往存在长期腰部用力不当、过度用力、姿势或体位的不正确等情况。例如长期从事弯腰工作的煤矿工人和建筑工人需经常弯腰提举重物。这些长期反复的外力造成的损伤日积月累地作用于椎间盘，加重了退变的程度。

2. 椎间盘自身解剖因素的弱点

（1）椎间盘在成人之后逐渐缺乏血液循环，修复能力也较差，特别是在退变产生后，修复能力更加微弱。

（2）椎间盘后外侧的纤维环较为薄弱，而后纵韧带在腰5、骶1平面时宽度显著减少，对纤维环的加强作用明显减弱。

（3）腰骶段先天异常：腰骶段畸形可使发病率增高，这些异常造成椎间隙宽度不等，并常造成关节突出，关节受到更多的旋转劳损，使纤维环受到的压力不一，加速退变。

3. 种族、遗传因素　有色人种发病率较低，例如印第安人和非洲黑人等发病率较其他民族明显要低。

六、病理

腰椎间盘突出症的病理变化过程大致可分为以下三个阶段：

（一）突出前期

髓核因退变和损伤可变成碎块状物或呈瘢痕样结缔组织，变性的纤维环可因反复损伤而变薄变软或产生裂隙。此期患者可有腰部不适或疼痛，但无放射性下肢痛。也有的人原无病变，可因一次大的暴力引起髓核突出。

（二）突出期

外伤或正常的活动使椎间盘压力增加时，髓核从纤维环薄弱处或破裂处突出。突出物刺激或压迫神经根即发生放射性下肢痛或压迫马尾神经发生大小便功能障碍。在老年患者，可因椎间盘退变，整个纤维环变得软弱松弛，椎间盘可呈弥漫性向周围膨出。

（三）突出晚期

腰椎间盘突出后，病程较长者，椎间盘本身和其他邻近结构均可发生各种继发性病理改变。

七、发病机制

一般认为腰椎间盘突出引起腰腿痛有三个方面的机制。腰椎间盘突出的原因跟职业也有关联，腰椎间盘突出症可见于各行业的人，经常从事弯腰劳动，驾驶员的腰部颠簸和右侧手足劳累重，皆易导致腰椎间盘受损。腰椎间盘突出的原因是什么，一般认为从事重体力劳动者椎间盘退变重。但是，脑力劳动者的发病率也并不很低，这可能与脑力劳动者长期处于坐位和活动量相对少有一定的关系。腰椎间盘突出，多数是由于长期的不合理姿势所导致。最初的表现只是姿势不正、弯腰驼背、局部的过度受力，时间久了会造成软组织的慢性损伤，形成腰肌劳损等慢性腰痛，所以也称姿势性腰痛，而腰椎间盘突出则是在此基础之上进一步积累的结果。

（一）机械性压迫机制

突出的椎间盘对神经根、马尾神经、硬脊膜等产生压迫，使其静脉回流受阻，毛细血管血流减少，影响神经根的营养，进一步加重水肿，从而增加了神经根对疼痛的敏感性，这是引起腰腿痛的主要原因。但随着研究的深入，已发现这一观念并不能解释所有临床表现。

有些患者在影像学资料上可见椎间盘突出严重，压迫明显，而临床症状轻微。大量研究表明神经根机械压迫并不是腰腿痛的唯一原因。老年人腰椎间盘突出主要是由于人体的老化造成的，老年骨质疏松症等原因也可造成腰椎间盘突出。还有不少的青壮年也患有腰椎间盘突出，其引起腰椎间盘突出的原因主要是由于平时坐姿不良、外伤等原因导致的。

（二）炎性反应机制

在手术中常可发现神经根炎性充血水肿，原因在于破裂的椎间盘会释放出许多化学刺激性物质，导致受累的神经根或脊神经节发生炎症反应。此时神经根对疼痛敏感度增加，即使没有突出髓核的直接压迫，也会出现腰腿痛的症状。

（三）神经体液机制

生物化学物质和神经肽在疼痛感受中起着重要作用。背根神经节是机体内多种神经肽的制造场所和输送站，椎间盘纤维环、后纵韧带、关节囊部位富含神经肽，损伤时神经肽类物质释放，可直接刺激周围的感受器引发疼痛。

八、诱发因素

腰椎间盘突出症的基本因素是椎间盘退变，但某些诱发因素可致使椎间隙压力增高，引起髓核突出。此种诱发因素常与以下因素有关：

（一）年龄因素

腰椎间盘突出症的好发年龄在30~50岁，平均手术年龄在40岁，因此退变可能是其重要因素。

（二）身高与性别

有人认为身高过高也会诱发腰突症，而男性发病率是女性的5倍。

（三）增加腹压

临床上约1/3的患者在发病前有明确的腹压增加的因素，如剧烈的咳嗽、喷嚏、屏气、用力排便等，使腹压增高，破坏了椎节与椎管之间的平衡状态。

（四）不良体位

人在完成各种工作时，需要不断更换各种体位以缓解腰部压力，如长期处于某一体位不变，可导致局部的累积性损伤，特别是长期处于不良姿势更容易诱发本病。

（五）职业因素

重体力劳动者发病率最高，白领劳动者最低，汽车驾驶员由于长期处于颠簸和振动状态，椎间盘承受的压力大且反复变化，也易诱发椎间盘突出。

（六）受寒受湿

寒冷或潮湿可引起小血管收缩、肌肉痉挛，使椎间盘的压力增加，可能造成退变性的椎间盘破裂。

九、临床表现

（一）腰部疼痛

腰痛是大多数患者最先出现的症状，发生率约91%，少数患者只有腿痛而无腰痛，所以说并不是每一个患者一定会发生腰痛，还有一些患者先出现腰痛，一段时间后出现腿痛，同时腰痛自行减轻或消失，来就诊时仅主诉腿痛，痛多为刺痛，常伴有腿脚麻木、酸胀的感觉。

（二）下肢放射痛

腰腿痛在外伤、劳累和受寒后容易发作，每次时间2~3周，可以逐渐缓解。在发作时，如卧床休息，疼痛往往减轻。从事重体力劳动尤其是反复弯腰活动者发生腰腿痛概率高。还有缺乏锻炼的人，腰背部肌力差，即使偶尔弯腰抬重物或腰部扭伤，也易诱发腰腿痛。任何使腹压增加的因素如咳嗽、用力排便、大笑、喷嚏、抬举重物、慢性咳嗽等，都容易诱发腰腿痛或使已发生的腰腿痛加重。

（三）腰部活动受限

腰椎间盘突出症患者腰椎的前屈、后伸活动与椎间盘突出的程度密切相关。如纤维环未完全破裂，腰椎取前屈位置，后伸受限。原因在于腰椎前屈时，椎板间的黄韧带紧张，增加了椎管容积和椎间隙后方空间，相应的后纵韧带紧张度增加使突出的髓核部分还纳，从而减轻了神经根压迫的症状。

（四）脊柱侧凸

这是腰椎间盘突出症患者为减轻疼痛所采取的姿势性代偿畸形。表现是腰椎在向左侧或右侧弯曲，在背部触摸正中位置的棘突可以发现棘突偏歪，但这并不是腰椎间盘突出症的特有体征，约50%的正常人也有脊柱棘突偏歪。

（五）间歇性跛行

腰椎间盘突出症发生的跛行多为间歇性，即行走一段距离后出现下肢疼痛、无力，弯腰或蹲下休息后症状可缓解，仍能继续行走。随着时间的推移，症状逐渐加重。出现上述症状之后的站立时间或者行走距离逐渐缩短，行走距离越短，病情越重。

（六）感觉麻木

腰椎间盘突出症的患者中，有一部分不会出现下肢的疼痛，而仅出现肢体的麻木感，这多数是因为椎间盘组织压迫神经的本体感觉和触觉纤维引起的。大腿外侧是常见的麻木区域，当穿衣裤接触时可有烧灼感，长时间站立可加重麻木感。大腿外侧感觉障碍的原因多为纤维环膨出或关节退变，并非由于椎间盘突出。

十、诊断

1. 腰痛和一侧下肢放射痛是该病的主要症状。腰痛常发生于腿痛之前，二者也可同时发生，大多有外伤史，也可无明确之诱因。疼痛具有以下特点：

（1）放射痛沿坐骨神经传导，直达小腿外侧、足背或足趾。如为腰3~4间隙突出，因腰4神经根受压迫，产生向大腿前方的放射痛。

（2）一切使脑脊液压力增高的动作，如咳嗽、喷嚏和排便等，都可加重腰痛和放射痛。

（3）活动时疼痛加剧，休息后减轻。卧床体位，多数患者采用侧卧位，并屈曲患肢，个别严重病例在各种体位均疼痛，只能屈髋屈膝跪在床上以缓解症状，合并腰椎管狭窄者，常有间歇性跛行。

2. 脊柱侧弯畸形　主弯在下腰部，前屈时更为明显，侧弯的方向取决于突出髓核与神经根的关系，若突出位于神经根的前方，躯干一般向患侧弯。

左：髓核突出位于神经根内前方，脊柱向患侧弯，如向健侧的弯则疼痛加剧。

右：髓核突出位于神经根外前方，脊柱向健侧弯，如向患侧的弯则疼痛加剧。

3. 脊柱活动受限　髓核突出，压迫神经根，使腰肌呈保护性紧张，可发生于单侧或双侧。由于腰肌紧张，腰椎生理性前凸消失。脊柱前屈后伸活动受限制，前屈或后伸时可出现向一侧下肢的放射痛。侧弯受限往往只有一侧，据此可与腰椎结核或肿瘤鉴别。

4. 腰部压痛伴放射痛　椎间盘突出部位的患侧棘突旁有局限的压痛点，并伴有向小腿或足部的放射痛，此点对诊断有重要意义。

5. 直腿抬高试验阳性　由于个人体质的差异，该试验阳性无统一的度数标准，应注意两侧对比。患侧抬高受限，并感到向小腿或足的放射痛即为阳性，有时抬高健肢而患侧腿发生麻痛，系因患侧神经受牵拉引起，此点对诊断有较大价值。

6. 神经系统检查　腰3～4突出（腰4神经根受压）时，可有膝反射减退或消失，小腿内侧感觉减退。腰4～5突出（腰5神经根受压）时，小腿前外侧、足背感觉减退，伸及第2趾肌力常有减退。腰5骶1椎间突出（骶1神经根受压）时，小腿外后及足外侧感觉减退，第3、第4、第5趾肌力减退，跟腱反射减退或消失。神经压迫症状严重者患肢可有肌肉萎缩。

十一、诊断要点

腰椎间盘突出症在青壮年人中常见，尤以体力劳动者或长时间坐立工作者多发，发病率男女无明显差别。当出现以下症状时，可怀疑出现腰椎间盘突出，配合影像学检查，不难作出诊断。

1. 腰部以上，在外伤后出现腰部疼痛或单侧下肢疼痛。

2. 腰疼部位多位于下腰部偏一侧，腿疼多为一侧由臀部向远端的放射性疼痛，可伴有麻木感。

3. 单侧鞍区（骑自行车与车座接触的部位）或一侧（双侧）小腿外侧，足背外侧或内侧疼痛或麻木，或疼痛和麻木同时存在。

4. 腰或腿疼痛，卧床休息后多可缓解，下床活动一段时间后又出现疼痛。

十二、辅助检查

（一）X线

腰椎间盘所包括的髓核、纤维环和软骨板密度均较低，在X线下并不显影，因此临床上腰突症患者的腰椎X线平片可仅有一些非特异性的变化，甚至无异常变化。因此单纯腰椎平片并不能作为有无腰椎间盘突出症的直接依据，但X线能发现腰椎的退行性改变和结构异常，对提示椎间盘的退变有重要意义，并且能排除其他的一些腰椎疾患，如腰椎结核、肿瘤和腰椎滑脱等。典型的腰椎间盘突出症患者通过病史、体征和X线平片即能作出初步的诊断。

（二）CT检查

腰椎的CT可以清楚地显示椎间盘突出的部位、大小、形态和神经根、硬脊膜受压的情况，同时还可显示黄韧带肥厚、小关节增生、椎管和侧隐窝狭窄等情况。对腰椎间盘突出症诊断的准确率达到80%~92%。

（三）核磁共振

核磁共振没有辐射，可以多方位成像（横断面、冠状面、矢状面和斜面），对解剖细节显示较好，对组织结构的细微病理变化更敏感（如骨髓的浸润），可以排除神经和脊柱肿瘤等。对于一些落到椎管的髓核组织也不会遗漏。

（四）脊髓造影

脊髓造影利用椎管内蛛网膜下腔的空隙，注入造影剂后在X线下摄片，显示椎管内部结构。目前常用水溶性造影剂，能较清晰地显示硬膜腔、马尾神经和神经根鞘，对腰椎间盘突出症的诊断可达90%左右，主要X线表现为硬膜囊压迫征象和神经根鞘压迫征象。但由于CT和MRI在临床的广泛应用，无创伤且诊断率更高，脊髓造影在临床上的应用已经大大减少，而且由于它的副作用较大，甚至可能造成截瘫等严重后果，目前主张慎重选用。

（五）肌电图

肌电图是对周围神经与肌肉的电生理检查方法，可用于观察并记录肌肉在静止、主动收缩和支配其的周围神经受刺激时的电活动，同时也可用来测量周围神经的传导速度。在腰椎间盘突出症上，肌电图主要通过检查双下肢肌肉的兴奋性来反映相应神经根的状态，并根据异常电活动的分布范围来判断椎间盘突出和神经根受压的节段。在脊神经根和马尾神经受压的患者，肌电图阳性率可达80%~90%，但与CT和MRI相比并不是首选的检查手段，可用于辅助诊断和判断神经根的受压情况，同时也可以用来作为判断治疗后神经根恢复情况的指标之一。

十三、治疗

（一）自我治疗

1. 腹肌锻炼　也就是仰卧起坐。每次做10个，每天3次（可根据患者的体质来定，不可逞强）。

2. 交叉扭腰　两脚分开与肩宽，脚尖向内两臂伸直，一手在体侧，一手举过头顶，如果右手在上，先向左侧后方摆，左侧相反。与此同时腰部也随之扭动，左右各100次。

3. 抱膝触胸　处于仰卧位，双膝屈曲，双手抱住膝部，尽量靠近胸部，然后放下，一上一下为一个动作，可持续30个。

4. 腰背肌锻炼　平卧，双膝弯曲放在床上，然后用力将臀部抬起，离开床面10cm。这时您会感觉到腰背部在用力，坚持5秒，反复10下。

（二）非手术治疗

非手术疗法是治疗腰椎间盘突出症的基本疗法，约80%以上的患者经保守治疗均可得到缓解和痊愈。但保守疗法的判断对医生也提出了更高的要求，不仅要全面询问患者病史，仔细检查身体和认真参照相关辅助检查，同时要对疾病有一个较全面的了解和掌握；不仅要采取恰当的疗法，还要指导患者进行正确的康复锻炼。另外要详细了解患者的心理状况，尤其是对长期患病或有心理恐惧的患者，要让其放下思想包袱，主动积极地配合治疗，才能够取得良好的治疗效果，其主要疗法有以下几种：

1. 卧床休息　腰椎间盘突出症早期症状轻微，一般不需要做特殊的治疗。日常居家中：第一，注意卧床休息，避免腰椎受外力压迫，同时对于腰椎间盘突出使两侧肌肉缺血、缺氧造成的腰痛腰酸、腰肌劳损无力等症状要采用一些医疗器械类，如腰痛治疗带等，有通络活血、消炎镇痛、牵引固定的作用。第二，应用其他方法积极锻炼腰部肌肉力量，增加腰椎前韧带、后韧带及侧韧带的力量，避免椎间盘受压迫突破人体正常韧带、肌肉的保护。加强腰部肌肉的锻炼可以预防和延缓腰椎病的发生和发展并治疗早期腰椎间盘突出症。据调查，腰部肌肉韧带发达、力量大的人群，腰椎间盘突出症继续发作发展的概率下降了80%，所以，腰部周围韧带、肌肉的锻炼强大，对于椎间盘突出症的治疗恢复有着重要的意义。

2. 推拿治疗

（1）解除腰臀部肌肉痉挛：患者俯卧，在患侧腰臀及下肢用轻柔的滚、按等手法进行治疗，促使患部气血循行加快，从而加速突出髓核中水分的吸收，减轻其对神经根的压迫，同时使紧张痉挛的肌肉放松，为下一步治疗创造条件。

（2）拉宽椎间隙，降低椎间盘压力：患者仰卧，用手法或器械进行骨盆牵引，使椎间隙增宽，从而降低椎间盘内压力，甚至出现负压，便于突出物回纳，同时可扩大椎间孔和神经根管，减轻突出物对神经的压迫。

（3）增加椎间盘外压力：患者俯卧，用双手有节奏地按压腰部，使腰部振动，然后在固定患部情况下，用双下肢后伸扳法，使腰部过伸。本法可促使突出物回纳或改变突出物与神经根的位置。

（4）调整后关节，松解粘连：用腰部斜扳或旋转复位手法，以调整后关节紊乱，相对扩大神经根管和椎间孔。由于斜扳和旋转复位时，腰椎及其椎间盘产生旋转扭力，从而改变突出物与神经根的位置。反复多次进行，可逐渐松解突出物与神经根的粘连。再在仰卧位用强制直腿抬高以牵拉坐骨神经和腘绳肌，对松解粘连可起一定作用。

（5）促使受损伤的神经根恢复功能：沿受损神经根及其分布区域以滚、按、点、揉、拿等手法，促进气血循行，从而使萎缩的肌肉及麻痹的神经逐渐恢复正常功能。

3. 微创治疗　微创治疗是近年来医学领域发展起来的一种新型治疗手段，代表着医学发展的新方向。与传统手术相比，微创治疗具有创口小、无痛苦、不出血、零损伤、恢复快等显著优势，越来越受到医生和患者的欢迎。

微创治疗的目的是消除腰椎间盘突出的髓核，以解除对神经的压迫。微创治疗技术采用可视设备，创口仅1cm，有些甚至不足1mm。消融或摘除髓核，从根本上解除致病因素，因而能够取得很好的效果。

微创治疗腰椎病有很多种方法，具有创口小、痛苦少等特点，一般腰椎病治疗过程不会超过一个小时，其中"AD射频热凝靶点消融术"只需30分钟，第二天即可下床行走。

4. 手术治疗　腰椎间盘突出症的手术原则是严格的无菌操作，尽量保留不必去除的骨结构和软组织结构，以最小的创伤达到足够的显露，仔细彻底地去除病变组织，达到治疗目的。传统的椎间盘摘除术有开窗法、半椎板切除以及全椎板切除等方法。开窗法软组织分离较少，骨质切除局限，对脊柱稳定性影响较小，大多数椎间盘突出可采用此方法。椎间盘突出合并明显退行性改变，需要比较广泛的探查或减压者，可采用半椎板切除术。

中央型突出粘连明显，或中央型腰椎管狭窄需要双侧探查及减压者，可采用全椎板切除。除传统的椎间盘摘除术外，还有经皮腰椎间盘摘除术以及新近的微创腰椎间盘摘除术。很多医院在国内开展了显微腰椎间盘摘除术，这些非常规手术方法均有其一定的局限性，需要长期的实践检验及不断完善，更对医生的技术有很高的要求，开展微创方法治疗腰突症的并发症，给患者的痛苦雪上加霜，故应严格掌握其特殊适应证，注意防止并发症，为患者求得最大利益。在腰突症伴有一些复杂的腰椎疾病，如腰椎不稳、滑脱、椎管狭窄、巨大突出、突出复发等，就可能需要做腰椎融合手术了。

十四、并发症

（一）手术并发症

腰突症的手术是一种非常成熟的手术，已经过几十万例、上百万例患者的检验。但任何操作都具有一定的风险，腰突症手术也不例外。手术相关并发症有术中出血、血管损伤、硬脊膜损伤、马尾神经损伤、神经根损伤等。手术后围手术期有可能出现休克、深静脉栓塞、呼吸困难、肺部感染及肺不张、尿路感染、腹胀、呕吐等全身并发症，需要密切观察病情，及时发现异常，迅速给予正确处理。

尽管存在以上风险，只要诊断明确，术前准备充分，术中操作仔细，术后密切观察，严格遵守诊疗常规，对于经验丰富的医生来说，发生上述并发症的可能性极低，至于手术相关并发症就更罕见了。至于民间相传的手术导致瘫痪的情况更是极为罕见。如果保守治疗无效，手术不失为一种安全有效的方法。

（二）主要并发症

1. 下肢疼痛未消失 可能患病时间太长，神经受压过久，或者压迫太厉害，导致神经根炎症不能消退，功能难以恢复（术后给予充分的营养神经药物，大多数患者会有较满意的好转），或患者术后活动不当，或神经根管狭窄压迫未解除。若术后疼痛消失，一段时间以后复发，或健侧肢体出现疼痛，最常见的原因是继发退行性改变、不稳引起椎管或神经根管狭窄，或其他节段有新的突出或狭窄。

2. 腰痛未消失 尤其是老年患者，大多合并有骨质疏松和腰肌劳损，治疗好腰椎管狭窄后，仅仅解决了导致腰痛的一个毛病，其他疾病仍然存在，所以手术后腰痛还会存在。骨质疏松需要长期药物治疗，腰肌劳损需要坚持不懈的锻炼才会见效。

3. 少见的并发症

（1）硬膜外血肿：较大的血肿会造成神经根及马尾受压，应及早手术清除。

（2）腰椎间隙感染：如果术后一周左右出现剧烈腰痛及腰肌痉挛，伴低热、白细胞升高，应考虑腰椎间隙感染，给予抗生素治疗和石膏固定。

（3）远期并发症：脊柱融合失败，内固定器械松动断裂、脊柱不稳定、脊柱畸形、神经根粘连等。

十五、术后注意事项及护理

（一）卧床休息

休息是术后治疗的一个重要的组成部分。术后一段时间内要卧床休息，手术后的患者常规需卧床两三天。一般是内固定手术后的患者下床早，由于有了内固定的保护；单纯髓核摘除下床晚，因为纤维环的疤痕形成需要较长时间。具体时间由每一个医院、每一位主刀医生的习惯而定，短则三五天，长则几个月。床铺最好是特硬席梦思或硬板床，上面铺厚垫。卧床期间，翻身应该由别人协助，肩膀和臀部要同时翻过去，腰部不能扭转，以免影响腰部肌肉韧带等的愈合。使用尿壶和一次性的尿布，在床上解大小便，尽量不要抬高臀部。卧床休息阶段结束后，可在室内开始逐渐下地活动，但一开始大约六周仍需佩戴腰围，对腰部进行保护。

（二）锻炼

从手术后拔除引流管开始，患者就应该逐步加强腰背肌肉锻炼，恢复日常活动后更应坚持不懈。可以仰卧，用双侧足跟和肩背部作为支点，收缩腰背部的肌肉将臀部抬离床面，屏住几秒钟后再缓慢放下，反复练习。也可以趴在床上，利用腹部作为支点，双腿伸直，双手抱在脑后，主动收缩腰骶部肌肉，努力将头部和腿部同时抬离床面，屏住几秒钟再缓慢放下。或者侧卧在床，伸直下肢，用力将其朝上抬高，屏住几秒钟后再放下，反复多次，可以加强肌肉力量，有利于早日康复。

（三）日常生活

戒烟非常重要，尤其对做腰椎融合手术的患者，可以饮少量红酒，室内活动没有问题时可以转向室外活动，到小区和附近的街道走走。手术以后2~3个月，可以恢复坐办公室等非体力劳动。术后3~4个月，可以酌情恢复腰部体力劳动，但始终要避免弯腰搬运重物、肩挑手提重物等活动。日常生活中要避免弯腰弓背等不良姿势，避免剧烈的体育运动。对于年轻尚未生育的妇女，应在术后完全恢复一段时间，比如术后一年，再考虑怀孕生育，否则易导致术前症状的复发甚至加重。

（四）护理方法

术后最初24小时应保持平卧位，腰部垫小枕，可以压迫刀口减少出血，注意观察患者的一般情况，呼吸、血压、脉搏等。

注意保持引流管通畅，不要使引流管受重压或折弯，维持其负压和无菌状态。同时注意观察伤口渗血、渗液情况，观察引流液的颜色、成分和总的引流量等。术后24小时内应反复检查患者会阴部及双下肢感觉运动变化情况，如果神经受压不见好转反而进行性加重，同时引流管不够通畅，引流量很少，说明椎管内出血量较多，局部形成血肿，导致神经受压，应立即手术探查，避免神经受压过久出现不可逆性瘫痪。

十六、康复锻炼

康复锻炼对腰椎间盘突出患者非常重要，而且必不可少。腰椎间盘突出的根本原因就是长期的不合理姿势，所以矫正姿势是核心和根本。康复锻炼是最基本的保守治疗方法，通过矫正姿势减小腰椎曲度，使腰部保持直立挺拔，可以减轻突出物对神经和脊髓的压迫，使症状减轻或消失。如果症状消失，就达到了临床治愈的标准，但仍要继续坚持康复锻炼，巩固和强化正确的姿势，避免复发。即便是手术后也要通过康复锻炼来巩固效果，避免腰椎不稳而复发。正确的姿势是要让腰部和脊柱保持挺拔，减小腰椎前凸。倒走锻炼是一种行之有效的方法，倒走时人体重心向后移动，有利于脊柱尤其是腰椎的挺拔，因为脊柱就是在人体的背后侧，所以重心后移是矫正姿势的有效方法。站立的时候也一样，双脚前脚掌踩一本厚书，只要让脚跟低于脚掌，重心后移，就可以减小腰椎曲度，矫正姿势只是运用了外部的强制性力量，该方法在舞蹈形体训练教学中，针对初学者较为常用。有条件的可以使用负跟鞋，鞋底是前高后低的，随时强制重心后移，减小腰椎曲度，在日常生活中使用可以替代倒走，更安全、更容易坚持。

康复锻炼也须注意不要过量运动，稍微感到疲劳就需要休息，保持低强度的温和锻炼。只要人体重心向后移动，就可以矫正姿势，有利于脊柱的挺拔减小腰椎曲度，也许当时感觉不到，但只要坚持下去就能慢慢减缓症状，有益无害，矫正一点是一点，症状减轻后，仍然要坚持一段时间作为巩固，巩固期内可能没有什么感觉，但巩固期是必须的，防止复发是患者特别需要注意的。同时要注意温和锻炼、康复锻炼的原则，切忌急躁和急于求成，不要追求立竿见影的主观感受效果，防止过量运动超过自身耐受，反而会适得其反。在众多的体育运动项目中，游泳运动较为适合腰椎间盘突出症患者。但应注意运用正确的游泳姿势及游泳池水温不宜过低，并在游泳前要进行充分的准备活动，游泳的时间不宜过长，运动中有一定的时间间歇，以避免腰部过度疲劳。

（一）锻炼方法

1. 站立扭髋　两脚分开与肩同宽，双手叉腰，两侧髋关节向左右两侧扭动，同时肩部也随着向后微微倾斜，左右共做100次。

2. 平卧抬臀　平卧在床上，双膝弯曲把脚放在床上，而后用力将臀部抬起，离开床面约10cm，这时你会感到腰背肌在用力。坚持3~5秒放下，如此反复10下。依此方法每天做3次。

3. 腹肌的锻炼　即做仰卧起坐，同样是每次做10个，每天3次。

4. 交叉扭腰　两脚分开与肩同宽，脚尖向内，两臂伸直，一手在体侧，一手举过头，如果左手在上，先向右侧后方摆，然后右手在上，向左侧后方摆。腰部也随之扭动，左右各做100次。

5. 前弯后伸　两侧分开与肩同宽，脚尖向内，慢慢向前弯腰，使手逐渐接触地面，然后再向后伸腰，向后伸到最大限度，反复做10次。

（二）锻炼的注意事项

椎间盘突出患者不要穿任何带跟的鞋，高跟鞋有害是常识，而中跟鞋和坡跟鞋的作用也一样，都是让重心前移，容易导致脊柱弯曲加大，与高跟鞋相比只是程度的问题，而且学术界早就指出，中跟鞋有益健康是伪科学。这个因素很容易被忽视，对于椎间盘突出患者，更是雪上加霜，需要康复锻炼的患者更要注意。

同时应注意康复锻炼和通常意义的锻炼是不同的，通常的锻炼属于活动身体、游戏和竞技，没有什么禁忌，但患者就不同了。患有腰椎间盘突出症者首先要注意改变生活方式，不适宜穿带跟的鞋，有条件的可以选择负跟鞋。日常生活中应多睡硬板床，这样可以减少椎间盘承受的压力。千万不要忘记自己的身体情况，留有余地，切忌挑战自己的极限，不要做高强度的剧烈运动和过度运动，避免一时兴起而忘乎所以，尤其是有与他人身体接触的竞技项目，尽量不要参与。

十七、护理要点

（1）急性期应睡硬板床，绝对卧床3周。

（2）注意腰部保暖，避免着凉。

（3）避免咳嗽、打喷嚏，防止便秘。

（4）症状明显好转后，可逐步进行背肌锻炼，并在腰围保护下，下地做轻微活动，但是一定要注意不要过度负重，以免腰突症状复发。

十八、预后

一般来说，经过严格筛选的腰椎间盘突出症患者经过手术治疗后，绝大多数效果都很满意，疼痛立即解除，感觉很快好转，肌力逐渐恢复，但少数患者仍会残留部分症状体征。

一方面，手术当中对神经根的刺激可以引起神经根水肿，使得解除压迫的效果短期内不能体现，所以术后一般短期应用激素和脱水剂以减轻水肿。另一方面，如果突出的髓核块及其周围增生的组织没有去除干净，或者合并神经根管狭窄而仅摘除了髓核，有时术后仍有一定程度的坐骨神经痛。另外有部分患者同时存在脊柱不稳定因素，如果单纯摘除髓核而不做植骨融合，术后可能坐骨神经痛消失但腰痛持续存在，甚至再次出现腿痛。

还有部分患者神经受压时间很长或者压迫严重，耽搁了手术时机，神经已发生不可逆变性，这类患者术后容易出现神经功能恢复不全，肌肉力量无法恢复正常，麻木区也可能长期存在，疼痛麻木甚至加重。

一些老年腰突症患者夹杂多种复杂的腰部病变，如腰椎间盘退变、腰椎小关节炎症、骨质疏松等，单纯摘除髓核并不能完全解决患者的这些症状，术后还要依靠药物和物理疗法来治疗残余症状。

此外，有些患者同时存在软组织劳损如腰肌劳损、腰背肌筋膜炎症等引起的症状体征，坐骨神经痛解决后，患者的注意力转移到劳损引起的疼痛上，可以通过药物和局部封闭治疗软组织疼痛。

第二节　腰椎管狭窄症

腰椎管狭窄症是引起腰痛或腿痛最常见的疾病之一。其主要临床特点是神经性间歇性跛行，以及臀部、大腿、小腿的无力和不适，在行走或后伸后加重，另一临床特点是鞍区（会阴部）感觉异常和大小便功能异常。它是因腰椎管或神经根管狭窄引起其中内容物——神经受压而出现相应的神经功能障碍。

临床统计表明，腰椎管狭窄发生最多的是腰4、5节段，其次是腰5、骶1节段。腰4、5和腰5、骶1节段位于脊柱最下面，承受的压力最大，是全身应力最集中的部位。而且由于骶骨固定，不参与产生活动时的协调缓冲作用，因此上位各节段的活动最终集中作用于这两个部位，同时腰椎各方向活动频繁，骨性和纤维性结构更容易出现增生、肥厚，从而导致获得性的椎管狭窄。目前CT和MRI已广泛用于临床，从而使本病的诊断更加容易。

一、分类

先天发育性和后天获得性。

二、病因

先天发育性腰椎管狭窄症主要是由于椎节在生长过程中发育不良造成的，导致椎管本身和／或神经根管狭窄，致使神经受到刺激和压迫而引发一系列的临床症状，但仅占腰椎管狭窄症患者的1%～2%。

临床上更为多见的是后天获得性腰椎管狭窄症，多是由于腰椎的退行性变引起的，包括黄韧带的肥厚与松弛、小关节和椎体后缘骨质的退变增生肥大、椎间盘的突出与脱出等病理解剖改变，在临床上分为椎管的中央狭窄、周边侧隐窝狭窄、神经根管狭窄以及腰椎滑脱。

其他如外伤、腰骶椎手术后产生的医源性因素等也可引起椎管的狭窄。当狭窄到一定程度，就会出现神经压迫症状，表现为间歇性跛行；当狭窄严重时就会产生马尾神经综合征，表现为会阴区感觉异常和大小便障碍。当人体后伸时，椎管容积会进一步减小，导致症状加重。

三、发病机制

脊髓行走于椎管内，并分出总共31对脊神经，从相应节段的椎间孔穿出。在胚胎3个月前，脊髓占据整个椎管，但随后脊髓的生长速度远不及椎管，因此脊髓下端逐渐上移，出生时脊髓末端相当于腰3水平，成年时，脊髓末端的位置相当于腰1椎体下缘或腰2椎体的上缘。所以腰骶神经都拉得很长，近似垂直下行，构成马尾。当椎管、神经根管或椎间孔因先天性或后天各种因素异常，导致单一平面或多平面的一处或多处椎管管腔和／或椎间孔内径减少时，就会产生马尾和神经根的刺激和压迫从而引起相应症状。腰椎管狭窄症的实质是椎管管径小造成椎内神经受压，而引起的一系列临床症状。腰椎管狭窄可导致狭窄的椎管内静脉压力增加，椎管内出现炎性水肿，发生粘连，马尾神经缺血及神经炎症出现，这是产生临床症状的重要原因。腰椎管狭窄症发病主要在中年以后，男性多于女性，可能和男性劳动强度和腰部负荷较大有关。

四、症状

腰椎管狭窄症的主要症状包括以下几点：

（一）腰背痛

60%以上的患者伴有腰背痛，相对于椎间盘突出引起的疼痛常常较轻微，并且有慢性加重的趋势。有些患者不活动时出现疼痛，活动数小时后反而减轻，但若活动过久反而可产生更加剧烈的疼痛。

（二）间歇性跛行

这是最具有特点的症状，行走数十米或百米即出现下肢酸胀、乏力、疼痛甚至麻木、步态失稳，难以继续行走，坐或下蹲休息后症状可缓解或消失，但继续行走后又可重复上述表现。很多患者喜欢走路时往前倾，这是一种为减轻疼痛的姿势性代偿，通过前倾，可以避免黄韧带折叠等可使腰椎管狭窄加重的因素，使椎管容积相对增大，受压迫的神经暂时得到减压，疼痛也能得到缓解。同样，患者在上山、骑自行车、上楼梯等屈曲姿势下症状也能得到减轻，在下山和脊柱后伸时症状加重。

（三）马尾神经综合征

当狭窄严重压迫马尾神经时，表现为会阴部麻木、刺痛，大小便功能和性功能障碍等，严重影响生活质量，需要及早手术治疗。

五、并发症

腰椎管狭窄症常常合并其他的腰椎退变性疾病，主要包括以下几种：

（1）腰椎间盘突出症：尽管严重的腰突症也会造成椎管狭窄，但因为是继发性的，并不归为腰椎管狭窄症。

（2）腰椎滑脱。

（3）腰椎退变性侧弯。

（4）颈腰综合征：根据临床调查，颈腰综合征在腰椎管狭窄症病例中不少于8%，本病的临床特点是，既有颈脊髓受压又同时有腰神经根受压的表现，可表现为四肢的麻木、疼痛、无力、步态不稳、大小便功能障碍。该病的颈椎病变多以脊髓型及神经根型颈椎病的形式存在，而腰段病变以腰椎管狭窄及腰椎间盘突出多见。往往较重节段症状掩盖较轻节段症状。

六、辅助检查

（一）X光片

这是最常用的骨科辅助检查。在X光线片上，医生还能够判断是否存在腰椎的不稳，是否有腰椎滑脱的情况发生，并且可以判断是否存在骨质增生（俗称骨刺）的情况。另外，X光片还能立刻提示一些其他的腰椎疾患，如腰椎结核、肿瘤、脊柱畸形等情况。如果不拍X光片，这些疾病的症状便很容易和退变性疾病相混淆，从而延误了治疗时机。在腰椎退变性疾病的手术治疗中，X光片同样也是手术的重要参考和随访资料。

（二）CT

在腰椎管狭窄时CT检查的必要性就更大了。在CT图像上我们可以很容易地通过测量腰椎管的前后径和左右径评估椎管的容积，并测量侧隐窝和椎间孔的大小，从而为腰椎管狭窄分型，制定不同的治疗方案。

（三）MRI

MRI作为当前筛选下腰痛或坐骨神经痛的检查方法，对腰椎和胸椎的检查，MRI已经取代CT脊髓造影，因为它是非侵入性的，而且花费较少。MRI能够很好地评估椎间盘、神经根、后纵韧带及椎间孔的情况。除此之外，通过MRI还可以得到极其清晰的脊髓形状图像，提示脊髓的受压变形情况。在许多情况下，CT常规扫描的腰椎节段是腰3～4，腰4～5，腰5～骶1，而其余的腰椎节段由于发病率相对较低，并不纳入常规，往往导致高位腰椎退变性疾病的漏诊。由于MRI较易获得脊柱的整体图像，对于病变节段不明确的腰腿痛患者，医生往往首先让其进行MRI检查，在确定病变部位之后再加做CT检查，便于降低漏诊率。主要的缺点是带有心脏起搏器者、做过动脉瘤手术后有动脉夹者和体内有各种金属植入物的患者检查时要谨慎。此外由于MRI检查时间较长，幽闭恐惧症的患者应事先做好药物准备。

（四）肌电图

在腰椎管狭窄病例中，肌电图主要通过检查双下肢肌肉的兴奋性来反映相应神经根的状态，并根据异常电活动的分布范围来判断神经根受压的节段。但与CT和MRI相比并不是首选的检查手段，可用于辅助诊断和判断神经根的受压情况，同时也可以用来作为判断治疗后神经根恢复情况的指标之一。

七、疾病鉴别

（一）血管源性跛行

这些患者间歇性跛行的症状和腰椎管狭窄症非常相似，常常导致误诊。血管源性跛行患者症状不受姿势影响，典型症状的患者甚至无法耐受行走或骑车，通常一侧下肢的症状更加严重，有时候会伴有一侧下肢发凉的症状，体格检查会发现股动脉血管杂音或者外周动脉搏动减弱，血管超声或其他血管检查可以发现异常，有时候两种疾病的鉴别很困难，特别是二者并存的时候，需要请血管外科医生会诊。

（二）其他腰椎退变性疾病

很多患者常常合并腰椎间盘突出、腰椎滑脱、腰椎不稳等病变，都表现为腰腿痛，但各有特点，除了从症状上区别外，更主要的是从影像学上鉴别，以免遗漏。

（三）炎症性病变

脊柱结核、强直性脊柱炎、类风湿性关节炎等也会引起腰腿痛。如果发现症状不是典型的腰椎管狭窄症状，需要进一步的影像学检查甚至抽血化验来鉴别。

（四）肿瘤性病变

肿瘤的早期可以没有任何症状。当肿瘤突破椎体侵犯和压迫邻近的软组织、神经和脊髓，椎体病理性骨折以及脊柱的稳定性受到影响时，就会出现以腰背痛、腿痛为主的症状。肿瘤引起的腰痛常常异常剧烈，难以忍受，卧床休息和改变体位常常不能缓解，逐步加重，尤其在夜间更加疼痛，难以入睡。肿瘤还有原发肿瘤的症状或手术史，伴有全身消瘦、体重短期内明显下降、食欲差、疲乏等全身表现。通过X线、CT、MRI、同位素骨扫描等明确椎体骨质破坏的形态、部位等，多数患者就可明确诊断。

（五）脊柱骨折

以前有过脊柱骨折病史或者近期有外伤史的患者，特别是女性绝经后轻微外伤即可发生骨折，出现腰腿痛需警惕出现骨折后遗症或者发生新鲜骨折。

因此腰腿痛症状不一定就是由腰椎退变性疾病带来的。如上所述，由于大量的疾病都能引起腰腿痛，而X线上显示的腰椎退行性病变在中老年人中又十分普遍，所以这些疾病的鉴别需要有丰富骨科临床经验的医师才能作出，有时需要相关科室的医师会诊讨论才能作出明确诊断。

八、治疗

（一）保守治疗

大多数的腰椎管狭窄症患者经过保守治疗，症状可以得到明显缓解。保守治疗方式主要包括以下方面：

1. 侧卧休息　一般取屈髋、屈膝位侧卧，休息3～5周症状可缓解或消失。对于老年人长期卧床易引起肌肉萎缩、深静脉血栓及肺炎等并发症，建议不宜超过2～3周。

2. 药物治疗　给予适量的非甾体类抗炎药（nonsteroidal antiinflammatory drugs，NSAID）。

3. 功能锻炼　腰椎屈曲可使椎管容量和有效横截面积增大，减轻对马尾神经的挤压。腹肌肌力的增强也可拮抗神经组织所受到的椎管机械性压力。

4. 支具应用　腰围（或腰椎保护性支架）可减轻脊柱运动时关节突及椎间盘对马尾神经根的动态牵拉及压迫，但容易造成肌肉萎缩，不宜长期应用。

5. 硬膜外间隙注入类固醇药物　可起到局部消炎作用，但不是理想方法。部分患者暂时缓解疼痛，曾见骶管内注射后病情加重及瘫痪，多次注射引起神经粘连，增加手术难度。

6. 其他　牵引、局部封闭、针灸、推拿等。

（二）手术治疗

如果保守治疗3个月无效，自觉症状明显且持续性加重，影响正常生活和工作，或出现明显的神经根痛和明确的神经功能损害，尤其是严重的马尾神经损害，以及进行性加重的腰椎滑脱、侧弯伴随相应的临床症状出现，则需要进行手术治疗。手术方法是减压术，或同时行减压融合术，有时加固定的稳定手术。复杂的腰椎管狭窄症除有腰椎管狭窄症状之外，常伴有腰椎退变性侧弯，伴有椎间不稳定、退变性滑脱、椎间孔狭窄等，比较复杂，需要综合对症处理。

九、术后并发症

腰椎管狭窄症的手术是一种非常成熟的手术，已经过几十万例、上百万例患者的实践检验。但任何操作都具有一定的风险，腰椎管狭窄症手术也不例外。手术相关并发症有术中出血、血管损伤、硬脊膜损伤、马尾神经损伤、神经根损伤等。围手术期有可能出现休克、深静脉栓塞、呼吸困难、肺部感染及肺不张、尿路感染、腹胀呕吐等全身并发症。需要密切观察病情，及时发现异常，迅速给予正确处理。尽管存在以上风险，只要诊断明确，术前准备充分，术中操作仔细，术后密切观察，严格遵守诊疗常规，对于经验丰富的医生来说，发生上述并发症的可能性极低，至于手术相关并发症就更罕见了。至于民间相传的手术导致瘫痪的情况更是极为罕见。如果保守治疗无效，手术不失为一种安全有效的方法。手术后常见的并发症有以下几个方面。

（一）下肢疼痛未消失

可能患病时间太长，神经受压过久，或者压迫太厉害，导致神经根炎症不能消退，功能难以恢复（术后给予充分的营养神经药物，大多患者会有较满意的好转）。或患者术后活动不当，或神经根管狭窄压迫未解除。若术后疼痛消失，一段时间以后复发，或健侧肢体出现疼痛，最常见的原因是继发性退行性改变、不稳引起椎管或神经根管狭窄，或其他节段有新的突出或狭窄。

（二）腰痛未消失

尤其老年患者，大多合并有骨质疏松和腰肌劳损，治疗好腰椎管狭窄后，仅仅解决了导致腰痛的一个毛病，其他疾病仍然存在，所以手术后腰痛还会存在。骨质疏松需要长期药物治疗，腰肌劳损需要坚持不懈的锻炼才会见效。

（三）少见的并发症

1. 硬膜外血肿　较大的血肿会造成神经根及马尾受压，应及早手术清除。

2. 腰椎间隙感染　如果术后一周左右出现剧烈腰痛及腰肌痉挛，伴低热、白细胞升高，应考虑腰椎间隙感染，给予抗生素治疗和石膏固定。

3. 远期并发症　如脊柱融合失败，内固定器械松动断裂，脊柱不稳定，脊柱畸形，神经根粘连等。

十、疾病预后

腰椎管狭窄症患者在诊断明确之后，医生会根据患者病情，选择不同的治疗方法，制定相应的治疗方案，患者在医生的周密、恰当安排下，经过循序渐进的正规的手术治疗或非手术治疗，早、中期阶段经保守治疗可以治愈或者缓解，部分中期、晚期阶段手术后可以治愈，能够明显改善生活质量。治疗应从缓解症状、治愈直到康复，不同的病理类型、不同的发病阶段应采取不同的治疗措施。在治疗的过程中要根据病情的变化进行及时调整，避免加重病情、浪费时间、增加患者的痛苦和经济负担。患者自己亦应该积极配合医生治疗，调整好自己积极的心理状态，对疾病的治疗既不能一挥而就，也不应该听之任之，否则若错过最佳治疗时间，即使手术有效果也不明显了。及时就医、明确诊断、正规治疗、积极康复、防止复发是能否根治的关键。

十一、疾病预防

近年来腰椎退变性疾病发病率越来越高，给患者家庭带来了沉重的精神和经济负担，对患者本人也造成了极大的痛苦。因此预防此病发生是很重要的，要求我们平时要注重腰部的锻炼，注意起居的避风、寒、湿，注意劳逸结合，从而避免加速腰椎间盘退变和在腰椎间盘退变基础上的损伤。预防措施应从以下几方面做起：

1. 坚持健康检查　青少年或工作人员应定期进行健康检查，注意检查有无脊柱先天性或后发性畸形，如有此种情况，在以后极易发生腰背痛，并诱发椎间盘突出。对于已从事剧烈腰部运动的工作者，如体力劳动者、运动员和杂技演员，应注意检查有没有发生椎弓根骨折等，如有这种结构上的缺陷应该加强腰背部保护，防止反复损伤。

2. 改正不良姿势　注意保持正确的姿势，克服不良习惯。坐位时，不要翘"二郎腿"，需要在一个固定的姿势下工作时，特别是弯腰姿势时，弯腰时间不要过长，也不要过度弯腰，应适当地进行原地活动，间歇性地做些伸腰活动，尤其是腰背部活动，以解除腰背肌肉疲劳。

3. 加强肌肉锻炼　强有力的背部肌肉，可防止腰背部软组织损伤；腹肌和肋间肌锻炼，可增加腹内压和胸内压，有助于减轻腰椎负荷。可坚持游泳或做飞燕点水运动，即患者俯卧硬板床上，先是上肢后伸，头后背尽量后仰，然后下肢并拢后伸，全身翘起，腹部着床，持续15～30秒，每次30分钟，每天2次以上。还可以在床上做"桥式运动"。即：患者仰卧，双手平放身体两侧，双膝并拢屈曲，双足撑床，收腹、抬臀，坚持30秒左右再放松，每组30分钟，每天做2次以上。尽量不要选择高尔夫球、网球、棒球、保龄球、羽毛球等使左右侧肌肉失去平衡的运动。

4. 避免体重过重。

5. 寒冷、潮湿季节时应注意保暖，以免风寒湿邪侵袭人体的患病部位，同时，避免劳累诱发本病。

十二、护理

（一）体位护理

一般卧床3～4周，术后初次翻身在麻醉消失后3～5小时内进行，防止过早翻身引起伤口活动性出血，在此之前护士应注意按摩骶尾部及其他受压部位皮肤，防止引发褥疮。视患者体质1～2小时按摩1次，每次5～10分钟。翻身时由护士协助患者，一手置患者肩部，一手置髂嵴部，两手同时用力，做滚筒式翻身，避免脊椎过度扭曲造成术后伤口出血，一般平卧2~3小时，侧卧15~30分钟。

（二）观察双下肢感觉运动功能

麻醉消失后以钝形针尖或回形针尖轻触患者双下肢或趾尖皮肤，观察有无知觉或痛觉，同时协助患者主动或被动训练，3次／天，每次3~5分钟。

（三）床上活动

术后第2天练习直腿抬高。患者平卧、膝关节伸直，脚上举，幅度适当，逐渐增加直腿抬高度数，先单腿，后双腿，3次／天，每次3~5拍（每抬起1次为1拍），以后每天每次增加1拍，其目的是防止术后神经根粘连及双下肢肌肉萎缩。手术后1周进行腰肾肌锻炼，方法为俯卧抬头，动作不宜过度。每天1次，每次3拍，平卧时配合直腿抬高练习。手术3周时在床上坐起，适当活动，如扩胸运动等，也可俯卧位，头及双下肢同时离床，上抬数次，各项活动交替，有计划、有步骤地进行，同时观察患者一般情况，不可疲劳过度。

（四）并发症护理

术后主要并发症为尿潴留，多为患者不习惯床上小便而致。因此，术前2天应指导患者练习便盆卧床小便。

（五）康复期功能锻炼

术后第5周，患者带腰围下地不负重行走，活动量以自己能承受为准，量力而行，不可太疲劳，循序渐进。同时腰部固定要牢固，腰围3个月后解除。康复期锻炼是以增强腰部动力稳定结构的稳定为目的，因首位稳定结构破坏少，康复期患者可利用机械器具如哑铃、健身器、助跑器，定期复查、及时接受康复指导，直至骨位愈合。

第三节　腰椎滑脱

腰椎滑脱是由于先天性发育不良、创伤、劳损等原因造成相邻椎体骨性连接异常而发生的上位椎体与下位椎体部分或全部滑移，表现为腰骶部疼痛、坐骨神经受累、间歇性跛行等症状的疾病。腰椎滑脱的发病率在不同的地区有所差别，可能与种族、基因遗传有关。据报道，在欧洲为4%~6%，在我国为4.7%~5%。在所有的腰椎滑脱中，由峡部崩裂引起的滑脱约占1%~5%，退行性腰椎滑脱约占35%。在我国腰椎滑脱的发病年龄多在20~50岁，占85%；男性明显多于女性，男女比例为29：1。腰椎滑脱最常见的部位是L_4~L_5及L_5~S_1，其中腰5椎体发生率为82%~90%。

一、疾病分类

（一）先天性滑脱

先天峡部发育不良，不能支持身体上部的重力，多伴$L_5 \sim S_1$脊柱裂。

（二）峡部性滑脱

椎体前滑后部结构基本正常，由峡部异常导致的滑脱。分为以下两型：

1. 峡部分离，峡部疲劳骨折。
2. 峡部仅拉长而没有断裂，仍保持连续性。

（三）退行性滑脱

由椎间盘退变引起，多见于中老年人。

（四）创伤后滑脱

严重急性损伤骨性钩部区，伴椎弓根骨折。

（五）病理性滑脱

继发于全身性疾病，导致小关节面骨折或拉长。

（六）医源性滑脱

多见于外科手术治疗后，由广泛椎板及小关节切除减压引起。

二、病因

（一）先天性发育不全

腰椎在发育时有椎体及椎弓骨化中心，每侧椎弓有两个骨化中心，其中一个发育为上关节突和椎弓根，另外一个发育为下关节突、椎板和棘突的一半，如果两者之间没有愈合，则会导致先天性峡部崩裂不连，引起腰椎滑脱。另外也可因骶骨上部或L_5椎弓发育异常而产生滑脱，但这种情况下其峡部并无崩裂。

（二）创伤

急性外伤、后伸性外伤产生急性骨折可导致腰椎滑脱，这种情况多见于竞技类运或劳动搬运工。

（三）疲劳骨折或慢性劳损

人体处于站立时，下腰椎负重较大，导致前移的分力作用于骨质相对薄弱的峡部，长期反复作用可导致疲劳性骨折及慢性劳损。

（四）退变性因素

由于长时间持续地下腰不稳或应力增加，使相应的小关节磨损，发生退行性改变，关节突变得水平，加之椎间盘退变、椎间不稳、前韧带松弛，从而逐渐发生滑脱，但峡部仍然保持完整，又称为假性滑脱，多见于老年人。

（五）病理性骨折

多由于全身或局部肿瘤或炎症病变，累及椎弓、峡部、关节突，使椎体后结构稳定性丧失，发生病理性滑脱。

三、发病机制

脊柱在任一运动节段上均存在剪切力，在腰骶部由于椎间隙是倾斜的，所以剪切力尤为明显。因此，上一椎体对下一椎体有向前滑移、旋转的趋势。在生理重量负荷下，腰椎保持相互间的正常位置关系有赖于关节突关节、完整椎间盘的纤维环、周围韧带、背伸肌收缩力量和正常的脊柱力线。任何一种或数种抗剪切力机制的减弱或丧失均将导致腰骶部不稳，久之则产生滑脱。滑脱的椎体可引起或加重椎管狭窄，刺激或挤压神经，引起腰痛、下肢痛、下肢麻木，甚至大小便功能障碍等症状。另外，滑脱后腰背肌的保护性收缩可引起腰背肌劳损，产生腰背痛。

四、好发群体

（1）先天性滑脱出生时就存在，可见于儿童、青少年、青年人。

（2）创伤、病理及医源性滑脱可见于任何年龄人群。

（3）退行性腰椎滑脱发病年龄以20～50岁居多，占85％；发病男性多于女性，男女比例为29∶1。

五、症状

腰椎滑脱所引起的临床症状有很大的差异性，并非所有的滑脱都有临床症状，且不同的患者可能出现的临床症状表现及轻重均不一。这除了与脊柱周围结构的代偿能力有关外，还取决于继发损害的程度，如关节突增生、椎管狭窄、马尾及神经根的受压程度等。

主要症状包括以下几方面：

1. 腰骶部疼痛　多表现为钝痛，极少数患者可发生严重的尾骨疼痛。疼痛可在劳累后出现或于一次扭伤之后持续存在。站立、弯腰时加重，卧床休息后减轻或消失。

2. 坐骨神经受累　表现为下肢放射性痛和麻木，这是由于峡部断裂处的纤维结缔组织或增生骨痂可压迫神经根，滑脱时神经根受牵拉，直腿抬高试验多为阳性。

3. 间歇性跛行　若神经受压或合并腰椎管狭窄则常出现间歇性跛行症状。

4. 马尾神经受牵拉或受压迫症状　滑脱严重时，马尾神经受累可出现下肢乏力、鞍区麻木及大小便功能障碍等症状。

5. 腰椎前凸增加，臀部后凸，滑脱较重的患者可能会出现腰部凹陷、腹部前凸，甚至躯干缩短，走路时出现摇摆。

6. 触诊　滑脱上一个棘突前移，腰后部有台阶感，棘突压痛。不易显示峡部病变。通过仔细观察，可能发现在椎弓根阴影下有一密度减低的斜行或水平裂隙，多为双侧。滑脱明显的患者，滑脱的椎体倾斜，下缘模糊不清。

六、影像学检查

（一）侧位X片

能清楚显示椎弓崩裂形态。裂隙于椎弓根后下方，在上关节突与下关节突之间，边缘常有硬化征象。侧位片可显示腰椎滑脱征象，并能测量滑脱分度。国内常用的是Meyerding分级，即将下位椎体上缘分为4等份，根据椎体相对下位椎体向前滑移的程度分为Ⅰ～Ⅳ度。

Ⅰ度：指椎体向前滑动不超过椎体中部矢状径的1/4者。

Ⅱ度：超过椎体中部矢状径的1/4，但不超过2/4者。

Ⅲ度：超过椎体中部矢状径的2/4，但不超过3/4者。

Ⅳ度：超过椎体矢状径的3/4者。

（二）斜位X片

可清晰显示峡部病变。在椎弓崩裂时，峡部可出现一带状裂隙，称为苏格兰（Scotty）狗颈断裂征。

（三）动力位X片

可判断滑移的活动性，对判断有无腰椎不稳价值较高。腰椎不稳的X线诊断标准有过伸、过屈位片上向前或向后位移>3mm或终板角度变化>15°。

（四）腰椎CT

腰椎滑脱的CT表现主要有：

1. 双边征。

2. 双管征。

3. 椎间盘变形，即出现滑脱水平的纤维环变形，表现为上一椎体后下缘出现对称的软组织影，而下一椎体后下缘无椎间盘组织。

4. 峡部裂隙出现在椎弓根下缘平面，走行方向不定，边缘呈锯齿状。三维CT或矢状面多幅重建可以明确椎间孔变化及滑脱程度。

（五）腰椎磁共振

磁共振成像（magnetic resonance imaging，MRI）可观察腰椎神经根受压情况及各椎间盘退变程度，有助于确定减压和融合范围。

七、并发症

腰椎滑脱常合并其他的腰椎退变性疾病，主要包括以下几种。

1. 腰椎间盘突出症。

2. 腰椎管狭窄。

3. 腰椎退变性侧弯。

4. 其他。

八、治疗

（一）非手术治疗

Ⅰ度以下的腰椎滑脱，可以采取保守治疗，包括卧床休息、腰背肌锻炼、戴腰围或支具；可进行适当的有氧运动以减轻体重；禁止进行增加腰部负重的活动，如提重物、弯腰等；此外还可结合物理治疗，如红外、热疗；若有疼痛等症状可口服消炎止痛药如西乐葆、芬必得等对症治疗。

（二）手术治疗

1. 手术适应证

（1）Ⅱ度以下的腰椎滑脱，出现顽固性腰背部疼痛，或原有的下腰痛症状加重，通过正规的保守治疗无效，严重影响患者生活和工作。

（2）伴发腰椎间盘突出或腰椎管狭窄，出现下肢根性放射痛及间歇性跛行，或出现马尾神经受压的症状。

（3）病程长，有逐渐加重的趋势。

（4）Ⅲ度以上的严重腰椎滑脱。

2. 手术方式

（1）神经减压术：主要目的是充分让神经根减压，可通过单侧或双侧椎板开窗减压，如果椎板切除不可避免，则必须附加脊柱融合术。而如果腰椎滑脱的症状是由腰椎不稳引起，而不存在椎管狭窄的情况，则只需腰椎融合固定而不必椎管减压。

（2）脊柱融合术：长期的稳定性有赖于坚强的生物性融合。脊柱融合的方法很多，按照植骨的部位可分为椎间融合、后外侧融合、椎体环周360°融合等。椎间融合按手术入路又可分为前路椎间融合与后路椎间融合、经椎间孔椎间融合。目前以后路减压植骨融合内固定术（transforaminal lumbar interbody fusion，TLIF）为主流手术，即经单侧椎间孔椎间融合手术。

（3）腰椎滑脱复位术：目前主流观点为如果能够复位尽量复位，因为可以重建正常的腰椎及神经根的解剖位置。但不主张扩大手术强行完全解剖复位，因为长期形成的腰椎滑脱，其周围结构也已发生了相应改变，具有对抗牵拉、维持滑脱的固有应力，强行复位不仅难以完全复位，而且会破坏已适应的解剖关系，易导致术后神经根紧张、神经牵拉损伤等并发症。

（4）脊柱内固定术：主要包括坚强融合内固定。

（5）峡部关节直接修复术：即进行峡部重建或者峡部直接修补。方法有螺钉固定、椎板钩等。适用于年轻患者。

腰椎融合手术虽然经过几十年、几百万病例的成功考验，但仍然是一个复杂的大型手术，对外科医生的手术技巧要求很高。常常在门诊遇见被实施了不恰当的手术而导致症状反而比手术之前加重的患者。

3. 术后指导　行融合内固定手术治疗后的患者，术后3天就可佩戴支具起床活动，但应避免过早剧烈体力劳动，一般术后6周即可开车，3个月后可以做骑车、洗衣等轻体力活动，但避免挑担、扛物等重体力活动。患者需继续坚持腰背肌功能锻炼，根据自己的体力在原有锻炼的基础上，增加锻炼的强度，并做到持之以恒。门诊随访，以检查植骨融合复位及内固定物情况为主。另外，戒烟极为重要，可以饮一些红酒。

九、手术并发症

腰椎滑脱手术是一种非常成熟的手术，已经过几十万例、上百万例患者的检验。但任何操作都具有一定的风险，腰椎滑脱手术也不例外。手术相关并发症有术中出血、血管损伤、硬脊膜损伤、马尾神经损伤、神经根损伤等。手术后围手术期有可能出现休克、深静脉栓塞、呼吸困难、肺部感染及肺不张、尿路感染、腹胀呕吐等全身并发症。需要密切观察病情，及时发现异常，迅速给予正确处理。

（一）腰痛未消失

尤其老年患者，大多合并有骨质疏松和腰肌劳损，治疗好腰椎滑脱后，仅仅解决了导致腰痛的一个毛病，其他疾病仍然存在，所以手术后腰痛还会存在。骨质疏松需要长期药物治疗，腰肌劳损需要坚持不懈的锻炼才会见效。

（二）术后感染

主要表现为发热，切口红肿、渗液，血常规化验白细胞增高等。预防措施包括保持伤口敷料、床单的清洁、干燥，发现污染时及时更换。同时还要注意保持伤口负压引流通畅，密切观察伤口有无渗血、渗液，引流液的颜色、量及体温、血象、患者体征等变化。换药时应严格无菌操作。

（三）脑髓液漏

由于脑脊膜与增生压迫神经的组织粘连严重，术中难以分离或操作不慎伤及硬脊膜而引起。术后严密观察引流液，若发现引流液量多而颜色较淡，应考虑脑髓液漏的可能，可去枕平卧，或者俯卧位更好，并把伤口负压引流改普通引流。观察患者有无头晕、头痛症状，如症状严重予头低脚高位，静脉输入平衡盐溶液，应用抗生素预防感染等。必要时行二次严密缝合，给予局部加压包扎，经这些措施处理后，一般都能愈合。

（四）神经根牵拉刺激症状

由术中复位牵拉神经引起，常见表现有下肢酸、胀、麻、痛等。一般术后经地塞米松和甘露醇静滴；给予神经营养药及消炎镇痛药等治疗后，症状都能逐渐减轻或完全消失。但须警惕术后延迟出现的神经症状及下肢活动障碍，这可能是由手术部位术后出血造成血肿压迫神经血管所致，这种情况需要再次手术处理。

（五）其他

若出现下肢深静脉血栓、坠积性肺炎、褥疮、泌尿系感染等并发症，应指导患者及家属勤翻身，注意皮肤护理，防止褥疮；加强肌肉收缩锻炼以防失用性萎缩；注意咳痰及深呼吸训练预防坠积性肺炎；此外应尽早拔除导尿管，以防尿路感染。同时加强四肢关节活动、主动收缩四肢肌肉组织和穿弹力袜等预防下肢静脉血栓，这点极为重要。因为下肢静脉血栓会导致肺栓塞，这是脊柱和其他大手术术后发生罕见但极为严重的并发症，一旦发生就可能危及生命。

十、预防

预防腰椎滑脱从日常生活做起。

（一）加强腰背肌肉的功能锻炼

腰背肌肉的强劲可增加腰椎的稳定性，拮抗腰椎滑脱的趋势。腰背肌肉的锻炼可用两种方法：其一是俯卧位，两上肢呈外展状，抬头、抬胸，上肢离开床面，同时双下肢亦伸直向后抬起呈飞燕状；其二是仰卧位，两膝屈曲，双足踩于床面，吸气时挺胸挺腰，使臀部离开床面，呼气复原。

（二）限制活动

减少腰部过度旋转、蹲起等活动，减少腰部过度负重。这样可减少腰椎小关节的过度劳损、退变，在一定程度上可避免退行性腰椎滑脱的发生。

（三）减轻体重

尤其是减少腹部脂肪堆积。体重过重增加了腰椎的负担及劳损，特别是腹部脂肪堆积，增加了腰椎在骶骨上向前滑脱的趋势。

十一、护理

（一）术前护理

1. 心理护理　根据患者不同的社会背景、心理状态，讲明手术目的及术前术后注意事项。注重给予情感支持和心理安慰，以减轻患者心理负担，消除其紧张情绪。

2. 限制活动　为防止滑脱的加重，从入院开始即嘱患者减少不必要的久站、久行等活动，多卧床休息。

3. 呼吸功能锻炼　因手术需要采用俯卧位，对患者正常呼吸会产生较大影响，故患者入院后应进行呼吸训练，常见的方法有吹气球以及扩胸运动等。

4. 其他准备　患者除准备做好骨科术前常规准备外，还需控制原有的其他内科疾病，把疾患控制在可耐受手术的范围内，同时训练床上排便，以适应术后卧床排便的需要。

（二）术后护理

1. 生命体征的监测　术后须加强生命体征观察，持续监测心率、血压、血氧饱和度及呼吸变化。密切观察患者的意识、尿量等情况。

2. 脊髓神经功能的观察　密切观察双下肢的肌力、感觉及活动功能，括约肌功能。

3. 切口引流管的护理　保持负压球处于负压状态。翻身时避免牵拉使引流管滑出、扭曲或成角。观察记录引流液的量、颜色、性状。

4. 体位护理　术后将患者平移至病床，先头转向一侧平卧6小时，以减轻麻醉反应及达到压迫止血的目的。每2小时更换体位1次，可以左右侧卧位。患者一般术后3天即可下床活动，自行完成大小便和卫生工作。

第四节　下腰椎不稳症

下腰椎不稳所致的腰痛是影响人们正常生活和工作的常见病和多发病。据国外文献报道在西方国家约有50％的成年人曾患腰痛，其中约半数需要就诊。

自Mixt和Bar（1934）首次提出腰椎间盘突出症以来，人们对腰痛的认识越来越完善、深刻和丰富。特别是因退行性变所致的腰椎疾病已逐渐被认识并且确定了较为完善的诊治手段。临床观察表明：至少30％的腰痛患者的症状与腰椎不稳有直接关系，其病因大多为退行性病变所致。

一、概述

由于髓核内含水率高达90％，因此，在正常情况下，椎间盘具有良好的弹性。但随着年龄的增长，其含水率逐年降低并随着含水量减少而使椎间高度下降，以致由于此种回退而引起腰椎不稳。一般认为，腰椎不稳是腰椎退行性改变的早期表现之一，而外伤与劳损等与退变又具有密切关系。与此同时，小关节面、关节囊以及椎间盘的软骨盘最容易受到损伤，使软骨纤维化、厚度减小和骨质致密化。损伤程度不同，可引起不同程度的显微骨折（microfracture），且大多见于软骨下方。与此同时，滑膜可出现急性炎性反应，有液体渗出渐而滑膜增厚并可导致关节周围的纤维化。若损伤相对较轻，可通过组织修复而很快恢复，反复的损伤累积或较重的损伤可引起一系列变化：随着椎间盘高度减小、小关节的重叠程度加大的同时，黄韧带可增厚或松弛以致椎管与神经根管变窄，反复损伤将使腰椎不稳的时间延长，不易恢复原有的稳定性。

（一）分期

除外伤性病例外，本病是一种逐渐发生、发展的慢性疾患。在一般情况下，将腰椎不稳症分为以下3个阶段：

1. 早期退变期　即本病的开始阶段以动力性不稳为主，故也叫功能障碍期。此时小关节囊稍许松弛，关节软骨可呈现早期纤维化改变。此时，如施加外力，可使椎体出现移位。但此期一般临床症状较轻，即使有急性症状发作，也可很快恢复正常。

2. 不稳定期　随着病变的加剧，促使小关节囊松弛度增加，关节软骨及椎间盘退变明显，并易出现各种临床症状，动力性摄片可见椎体异常移位。生物力学测试表明在此阶段，不稳定节段最容易出现椎间盘突出。

3. 畸形固定期　随着病变的进一步发展，由于小关节及椎间盘周围骨赘的形成而使脊柱运动节段重新获得稳定，此时出现较为固定的畸形。病理检查可见小关节软骨退变已到晚期，纤维环与髓核中可有明显破裂与死骨，边缘可见骨刺。固定畸形及骨赘的过度增生常使椎管的口径发生改变，此时由于椎节不再松动，因此"椎节不稳"这一诊断亦将被"椎管狭窄"所取代。

（二）刺激与压迫症状

椎间盘退变及椎节松动均可通过直接压迫马尾神经或是刺激窦椎神经而引起症状。

相关症状在早期表现为动力性特征，并随着时间的推移、病理改变的发展及各种附加因素的作用而日益加剧。但后期一旦转为椎节增生性椎管狭窄，则原有的椎节不稳症状反而消失，并逐渐被椎管狭窄症状所取代。

二、临床表现

（一）一般症状

轻者症状多不明显，重者则呈现脊椎滑脱症表现，但因其不伴椎弓峡部崩裂，故称之为"假性脊椎滑脱"，其中腰痛及坐骨神经痛是腰椎不稳的主要症状。其特点如下：

1. 腰部酸胀及无力　除主诉下腰部酸胀及无力外，患者感觉其腰部似"折断"，尤以站立过久后更为明显。

2. 惧站立，喜依托　由于腰椎椎节间的松弛，患者多不愿长久站立或是在站立时将身体依靠，在现场可以借用依托之处以减轻腰部的负荷。

3. 可有急性发作　患者原来可有慢性腰痛史，发作时常有明显的外伤诱因，可有或无神经症状。

4. 拒负重　因腰椎不稳且多伴有腰肌萎缩，因此患者不愿携带重物以减轻腰部负荷。

（二）疼痛

1. 一般性疼痛　轻重不一，持续时间短，经休息制动及物理治疗后可在4~5天内缓解，但容易复发。

2. 根性疼痛　如果椎节的松动程度较大，则易使脊神经根受牵拉而出现根性放射性疼痛症状，但平卧后症状立即消失或明显减轻。

3. 双侧性疼痛　常为两侧性，但两侧疼痛的程度可以不同，疼痛由下腰部和臀部向腹股沟及腿部放射，但很少波及膝以下。咳嗽及打喷嚏使腹压增高时不会使疼痛加剧，但有时因椎体间的异常活动而引起疼痛。

4. 交锁现象　患者由于椎节松动及疼痛而不敢弯腰，且可在腰椎从前屈位转为伸直位时出现类似半月板损伤时的"交锁"征而将腰椎固定在某一角度，需稍许活动方可"开锁"而恢复正常。

上述特点均普遍存在于每例腰椎不稳患者身上。此外，对诊断腰椎间盘突出症的患者，如腰痛反复发作并加重，并伴有严重的坐骨神经痛，提示同时存在腰椎不稳症。

（三）体格检查

体格检查时要特别观察下列现象。

1. 骶棘肌的外形　如果患者站立时，其骶棘肌紧张呈条索状，但俯卧时其硬度明显下降，说明退变节段不能正常负荷，只有通过随意肌的调节来支撑。患者取立位时骶棘肌紧张，而卧位时则显松弛状态，这一体征对诊断有重要意义。

2. 观察腰部屈伸活动的整个过程　结合患者的年龄、职业等因素进行分析。若表现为髋前屈或突然出现髋抖动或活动突然停止等，说明退变节段已变得十分软弱。松弛的韧带和后关节囊在腰部前屈活动中已不能起到正常的制约作用。

3. 其他　腰椎在不同体位的负荷是不等的，从坐、站立、行走到快步行走，腰椎负荷逐渐增大。一个硬度明显下降的节段，显然无法承受越来越大的负荷，临床上可以见到患者在体位改变时几乎都有疼痛感，且在短程奔跑后疼痛明显加剧。

总之，一个正常椎节从开始退变至发展到不稳，在临床检查中会发现其所特有的某些征象。腰椎的退变代偿及不稳的出现是一个漫长而复杂的过程，当腰痛反复发作并逐渐加重时，实际上这已经是组织受到损害的一种信号。退变性腰椎不稳症的患者几乎都有一个相同的主诉，即腰痛伴有含糊不清的臀部及大腿部酸胀、乏力且体位改变或劳累后加重，由此证明退变节段已不能正常负重。

三、并发症

可并发假性脊椎滑脱症及腰椎交锁现象。

1. 腰部交锁征　由于腰椎不稳症常与其他腰椎疾病同时存在，因此临床症状比较复杂且多无特异性，与其他原因引起的下腰痛较难区别，有时甚至毫无症状。当有反复急性发作且持续时间短暂的剧烈腰痛时，即应想到腰椎不稳的可能。腰部的不稳交锁现象对于本病的诊断具有明显的特异性，应重视。

2. 平卧后症状消失　若患者处于活动状态时症状出现，检查时亦有阳性所见，但平卧稍许休息后症状明显减轻或完全消失，则此种动力性改变具有诊断意义。

3. 动力性摄片阳性　在动力性摄片的同时，测量椎体间的相对移位，不仅可对腰椎不稳作出明确的诊断，还可对腰椎不稳的程度从量上进行评价，亦是诊断腰椎不稳的主要手段和依据。可认为腰椎椎体间相对水平移位在屈伸侧位片上大于3mm及在侧弯正位片上移位大于2mm时即应认为属于腰椎不稳定的客观表现。对腰骶关节的判定可增大1mm。

四、辅助检查

（一）常规腰椎X线平片

X线检查对于腰椎不稳的诊断具有重要意义，尤以动力性摄片更具价值，可早于MRI检查发现椎节不稳，常规摄片亦有一定的参考意义。

1. 一般所见　在腰椎椎节不稳情况下，其主要表现为小关节、棘突的不对称排列，小关节增生、肥大及半脱位等异常所见。

2. 牵引性骨刺（tractionspure）　此种骨刺一般多位于椎体前方或侧方呈水平方向突起，基底部距椎间盘外缘约1mm。这是由于腰椎不稳时相邻椎体出现异常活动，使椎间盘纤维环的外层纤维受到牵张性劳损所致。其临床意义也不同于常见的爪形骨刺，小的牵张性骨刺意味着有腰椎不稳存在，而大的牵张性骨刺仅提示该节段曾经有过不稳。当腰椎重新获得稳定后牵张性骨刺可逐渐消失。

3. 椎间隙狭窄　椎间隙狭窄是腰椎疾患中常见的一种征象，是诊断髓核脱位、移位及整个椎间盘退变的间接依据。小关节的改变常与椎间隙狭窄同时存在，因为椎间隙狭窄使小关节承受的压力增加，容易受到损伤和产生疼痛。

（二）动力性摄片

1. 概述　相邻椎体间的相对移位异常增加，是腰椎不稳的重要表现之一，也是腰椎不稳的实质所在。临床上对于怀疑有腰椎不稳症的患者，医生总希望借X线检查来发现腰椎不稳的可靠证据，但一般腰椎X线平片是在患者不做伸屈活动时的直立位拍摄的。由于骶棘肌的紧张及运动节段的静止，退变节段椎体间后缘相互位置的变化很难表现出来，此时需采用腰椎完全屈曲和伸展时的动力学观察，动力性X线摄影及测量技术的不断改进有助于腰椎不稳的诊断。

2. 摄片方法　首先，在腰椎X片上确认Luscka关节的遗迹，在正常运动节段上Luscka关节遗迹的位置在活动时是保持不变的，而当运动节段不稳时，它们相互之间的关系就会发生改变。其次，需要有一个适当高度和长度的拱型架，患者俯卧或仰卧于其上面，病变间隙置于最高点，使腰肌在完全松弛的情况下能达到完全屈曲和完全伸展的目的。在拱型架上摄腰椎动力片时，由于髂骨与骶骨相重叠，故需控制好摄片条件。一般来说，球管中心做水平测向，对准拱形支架最高点射入暗匣中心，投照距离为100cm，曝光条件为95kV、200ms。

3. 移位值的测量和计算　在X线片上找出椎体间相互位置关系异常的节段，在下一椎体上做后上缘和后下缘的连线A，再通过上一椎体的后上缘做A的平行线C，测量直线AC之间的垂直距离，后移用RO表示，前移用AO表示，并测量上一椎体的矢状径W。移位值＝RO（或AO）／W×100％，当仰卧位移位值>9％或俯卧位移位值>6％时，可以辅助临床诊断为退变性腰椎不稳症。

当腰椎完全屈曲时，如果病变运动节段的Luscka关节遗迹的位置破裂，上一椎体向前滑移，一般说明椎间盘只有轻度的退变；当腰椎完全伸展时，如果病变运动节段的Luscka关节遗迹的位置破裂，上一椎体向后滑移，一般说明椎间盘有中度或严重的退变。Adams等提出"优势损伤"的概念，他们认为腰椎完全屈曲时棘间和棘上韧带有最高的紧张度，而腰椎完全伸展时，前纵韧带有最高的紧张度。因此，当椎间盘发生中度以上退变时，前制约因素——前纵韧带松弛，如果此时使腰椎完全伸展，那么已经松弛的前纵韧带就无力限制运动节段的后移，也即前制约因素的优势损伤。

（三）CT和MRI检查

1. 概述　椎体的不稳可导致小关节的过度运动，久之可产生小关节的磨损和反应性骨增生，最后发生骨性关节炎，既降低了制约椎体前屈的功能又加重了椎体的不稳。X线平片能清楚地显示不稳节段移位的程度，还可显示大部分病例的小关节是否对称，有无增生肥大，间隙是否狭窄以及是否有骨刺或骨赘形成。但由于骨结构的重叠，其他病理征象在X线平片上常显示不清，因此CT及MRI检查将发挥作用。

2. CT检查的诊断意义　X线平片只能反映所查部位的二维结构，而CT检查能更详细地显示X线平片所见到的退变征象，还可清楚地显示一些与神经根和马尾神经压迫有关的改变，包括关节囊钙化、黄韧带肥厚、神经根管狭窄、侧隐窝狭窄、椎管变形或狭窄等。这些征象有助于解释临床症状和体征以及X线征象不符的问题。在创伤性腰椎不稳的诊断方面，CT检查能发挥更优越的作用，因为CT检查不但能显示椎旁血肿，而且能显示后部结构的损伤，还可以检查出微小的骨结构排列紊乱和小关节交锁。

3. MRI检查的作用　临床观察表明：MRI检查在用于分析脊柱稳定性时，既有X线平片与CT检查的优越性，又能直观地发现脊髓的改变，CT检查对脊柱成角、椎体滑脱等直接征象的显示较为困难，因此有时CT检查在诊断腰椎不稳时也不可靠。MRI检查有多方位成像和直接显示脊髓的优点，使它在评价脊柱不稳时有特殊的优越性，主要表现在以下几个方面：

（1）椎体滑脱的诊断和分度。

（2）了解椎管是否狭窄及其程度。

（3）了解腰椎是否有侧凸成角及其方向。

（4）显示椎间盘、椎间关节退变的程度和范围。

（5）显示脊髓有无受损及其性质和范围。

（6）可显示影响脊柱稳定性的脊柱周围软组织，必要时可同时进行脊柱动力位成像。

MRI片上既可用X线平片的标准，也可用Denis标准进行脊柱不稳的分析。

五、治疗

（一）非手术疗法

对于退变性腰椎不稳症的治疗，一般首先选择非手术疗法，其内容包括：

（1）避免腰部的旋转活动的减少对不稳节段的剪力。

（2）减肥，防止过剩体重局限在腹部，以减少对脊柱前凸的拉力。

（3）使用腰围制动减少对不稳节段的压力。

（4）训练和鼓励患者持久地进行腹背肌功能练习，以强有力的腰背肌恢复不稳定节段的稳定性。

如果非手术疗法不能奏效，则应考虑手术治疗。

（二）手术疗法

1. 概述　稳定腰椎的手术有后路和前路之分，过去多做后路手术，如横突植骨融合术、小关节植骨融合术、"H"形骨块椎板植骨术以及用机械棒固定手术等，但从解剖学和生理学的角度来看，以椎体间植骨融合术最为合适。它不但能解除腰椎屈伸方向的不稳，也能同时解除因屈伸方向不稳而产生的侧向不稳和旋转不稳。如果腰椎不稳发展到畸形并导致马尾或神经根受压时，则要在解除压迫的同时行稳定手术。此时如何选择术式应视患者的情况及医师的习惯来考虑。

2. 腰椎椎节融合术的要求　理想的融合术应在对脊柱结构的破坏以及对功能和活动度影响都尽可能小的前提下达到以下目的：

（1）重建脊柱受累椎节的稳定。

（2）矫正畸形及防止畸形的发展。

（3）恢复椎节高度。

（4）消除症状。

3. 后路融合术

（1）概述：脊柱后路融合主要分两大类：一是固定棘突，即Albee法和双钢板固定棘突术等；另一大类是固定椎间小关节及椎板即Hibbs法、改进Hibbs法、King小关节螺钉固定法等。两者综合应用者较多，脊柱的固定现已基本摒弃双钢板固定棘突术，而代之以Steeffe钢板、Luque杆、Harrington棍椎弓根螺钉等技术。

（2）Hibbs脊柱后路融合术：行正中纵向切口沿皮肤切开深筋膜和棘上韧带。依次自骨膜下剥离棘突椎板及小关节突上凿起小骨片翻在旁边并使相互有部分重叠，上面再植入适量自体骨，以增加其植骨量，促进融合，然后缝合筋膜。

（3）"H"形植骨融合术：显露椎板同前切除要融合的脊椎的棘突间的软组织。若融合3节脊椎则保存中间的棘突。椎板以小凿造成粗糙面。按融合范围先在髂骨外板测量好植骨块的长度和宽度，随即用骨刀取出该骨块用咬骨钳将该骨块两头咬开使呈"H"形骨槽下降，手术台上、下两端融合处的上下棘突即可自行分开些。放入修剪成形的植骨块，用手向椎板方向压迫植骨块，同时回升手术台上下端在植骨块两旁和下面植入小骨块以促进愈合。

（4）横突间融合术：

1）麻醉、体位及切开：全身麻醉或硬膜外麻醉俯卧位，在骶棘肌的外侧缘做纵向切口，下端略弯曲与髂后上棘相遇，切开皮肤、皮下组织电灼止血。

2）显露横突：在骶棘肌的外缘切开腰背筋膜，将骶棘肌推向中线即可用手在切口的深部触及横突，沿横突背侧将附着于其上的肌肉韧带做骨膜下剥离，显露横突的背侧，用纱布压迫止血，继而再向内侧剥离并显露小关节突，用骨刀把关节突的软骨面削除压迫止血。

3）放置骨块：用骨刀将附着于髂后上棘的肌肉做骨膜下剥离，显露髂后上棘。根据所需融合的长度，用骨刀凿下一层髂骨皮质的骨块，并取许多碎骨片，将取下的大骨块纵向跨越所需融合的腰椎和骶椎，骨块的上端放在横突上，下端放在骶骨已凿成的粗糙面上。对准植骨块中部，用一枚螺钉穿过植骨块和中间的一个横突。再把许多小碎骨片放在小关节间及其附近，压平使之相互接触而无空隙。

在临床上后路融合术往往在腰椎椎管探查后进行。因此无法行棘突间或椎板间植骨，由于横突间植骨有融合不牢固的担心，因此往往同时采用各种脊柱固定术。

椎管探查术后，施行Steeffe钢板固定加横突间融合术比较可取，用Steeffe钢板可固定3个椎体（或节段），如腰5至骶1节段存在滑脱，可固定腰4、5及骶1三个节段，既可起到固定作用又能纠正脱位，配合应用有较好效果

4. 前路融合术　前路融合术亦较为多用，包括腰椎间盘也可从前路摘除术后再行前路融合术。这里介绍一种经腹膜后椎体前外侧面行椎体间植骨融合的技术。

（1）体位：仰卧位，骶部对准手术台的腰桥，将腰桥升起，使腰椎间隙增宽，便于操作。术前在腰部之下先放一张X线片以便术中摄片定位，双膝屈曲，膝下垫枕放松腹部肌肉。

（2）显露椎节前方：硬膜外麻醉或蛛网膜下隙阻滞成功后，取左侧下腹部中线旁切口或左腹斜切口，由脐上3～4cm处开始至耻骨上方，距中线2～3cm处做中线旁纵向切口，沿腹直肌前鞘做直线切开，找出腹直肌内缘向外侧拉开，显露腹直肌后鞘在距中

线4～6cm处，小心纵向切开腹直肌后鞘。注意勿切开或损伤位于深层的腹膜，提起腹直肌后鞘边缘，将腹直肌后鞘与腹膜向外钝性解剖分开，并酌情向上倾斜手术床，用裹纱布的手指行腹膜外分离到腹膜反折处，将腹膜及下腹腔脏器向中央牵开，推开腹膜后脂肪，将腹膜自腰大肌筋膜上分开，在切口下段可显露髂总动静脉和跨过其上的输尿管。输尿管应随同腹膜拉向中线，小心保护血管和输尿管，继续向中线分离，即可显露出腰椎和骶椎前外侧，腹主动脉分叉一般在腰4～5椎间盘处，而腰5、骶1椎间盘在主动脉分叉以下，此处正位于腰椎向前的生理弧度与骶椎向后的生理弧度的分界线，明显向前凸出称骶骨岬，可作为定位标志，如果术中定位有困难，可在手术台上摄X线片定位。如果要确定椎间盘有无病变，可用注射器向椎间盘中心部位注入静脉用生理盐水，如容量超过0.5mL，则证明椎间盘有病变，切开软组织前应先做穿刺；否则，若不慎会损伤静脉，则出血很多，修补困难。从椎体的左侧分离软组织寻找椎体侧前方腰横动脉，分离结扎或贯穿缝合之，注意切不可用电灼，因为这些血管直接来自腹主动脉，电灼时如损伤腹主动脉，可引起致命的大出血，再切开前纵韧带，小心做骨膜下剥离，将骨膜连同腹主动脉及下腔静脉一齐拉向右侧，将椎体与椎间隙完全显露出来。

（3）椎节凿骨：在椎间盘上、下软骨附着处的上下椎体上，用骨刀凿开，两侧亦凿断。凿入约2.5cm，将该部分椎间盘连同上、下软骨板及薄层椎体骨松质一并取出，然后用刮匙刮除剩余的椎间盘组织，直至见到后纵韧带，切勿穿透或损伤后纵韧带。此手术在退变性腰椎不稳手术中，常在腰5和骶1之间进行。

（4）植入骨块：从髂前上棘向后沿髂骨嵴做切口，显露髂骨翼做两侧骨膜下剥离，然后取有双层皮质的全厚髂骨块，使髂骨翼的上缘即其嵴对向前方，双层骨皮质对向两侧，高度略高于椎间盘的高度。将植骨块紧密地锤入椎间隙内，若为腰椎椎体间植骨，锤紧后应使骨块前缘略低于椎体前缘平面。若在腰5骶1平面，手术则将手术台尾端降低。先在植骨块前中部拧一螺钉与骨面垂直，螺钉长度以透过植骨块及腰5椎体为度，将骨块嵌入该间隙，然后用特制螺丝旋凿，将螺钉拧紧。摇平手术台，以利于挤紧植骨块，将植骨块多余部分咬除，左侧切口对腰3～4及腰4～5间隙的融合术效果较好，而且也比较安全。

（5）术后处理：术后1～3天偶有腹胀，可行胃肠减压，待自行排气后即可取消，拔出胃肠减压管后即可停止输液，开始进食。术后2～3天摄腰椎侧位X线片，观察骨块的位置。术后2周可用石膏腰围帮助固定下地活动，不然，需卧床休息。10周方可带软腰围下地活动。

此法操作避开了髂总动、静脉，不干扰骶前神经丛，植骨融合率高，尤其是对已有轻度马尾或神经根压迫症状的患者，由于切除了病变椎间盘起到了减压作用，术后症状立即改善。

5. 用界面固定技术治疗下腰椎不稳症 1991年美国纽约州立大学脊柱外科中心Yuan教授进行学术交流时，发现将螺钉样植入物置于颈椎椎体间关节处，可以获得令人满意的固定作用。在美国圣迭戈所举行的北美脊柱学会学术大会上，用于腰椎及腰骶部的螺钉状制成品用于治疗下腰椎的失稳较其他术式具有更多的优点，且在操作上易于掌握。

（1）界面内固定器简介：界面内固定器种类较多，实质上其基本结构相似，是一个空心，周边可让骨痂或血循环穿过的笼状（或箱状）结构物，故称之为"通透性腰椎椎体间后路融合箱（笼）"（Opti Fuse Threaded Fusioncage of PLIF）。此植入物不仅可用于后路手术，亦可用于前路手术。由于其外形似螺纹状故亦简称之为"腰椎螺纹状通透性融合器"又可称为"螺纹融合器"或鸟笼（Cage）。

（2）界面内固定器的结构型号及工具：

1）材料：主要为高强度钛合金制成无毒，不致畸，不致癌，且与人体组织生物相容性最佳，因其为无磁或弱磁性，故对行MRI检查及通过机场安检门检查等均无影响。

2）结构：各种Cage的结构大致相似，外壳呈螺纹状，内为空芯的圆柱体，使用时与椎体矢状径呈平行状植入椎间隙处左右各1枚，或用1枚长斜形Cage插入椎间隙。

3）力学强度测试：正常腰椎间关节所承受的压力均低于90.72 kg。力学测试表明此类装置在负载100kg状态下，经数千次测试，未见受损或变形。事实上，数月后当其完全与周围骨质融合成一个整体时，则具有与椎体相似的力学强度。

4）界面内固定用于腰椎不稳的基本原理：用于腰椎不稳的界面内固定技术，其基本原理主要是以下4个方面：

①撑开–压缩机制：即通过Cage上螺纹（丝）的旋入，而使小于螺纹外径的椎节开口逐渐撑开，因椎节周围的肌肉、韧带及纤维环均处于张应力增加状态，以致形成椎节稳定的"撑开–压缩张力带"作用。此时植入物与周围骨质呈嵌合状紧密接触，不易滑出或滑入。

②恢复与增加椎节的高度：植入的Cage在使椎节获得撑开效果的同时，亦可使其高度增加5%～10%，减去局部缺血、坏死所致的高度丢失，至少仍可获得优于其他植入物的疗效。

③稳定椎节：植入的Cage对椎节上下椎骨具有较强的握持力，加之上下两端拱石（Keystone）状结构的抗旋转作用，可使椎节处于高稳定状态及具有良好的抗剪力效应。术后早期即具有近似正常或高于病节的稳定性。

④与界面强度相关的因素：植入的Cage螺纹愈深、长度愈大与骨组织接触面愈多，骨组织本身的密度愈高，其界面强度亦愈大，因而拉拔力亦随之增高，从而更增加了其稳定性，尤其在术后早期阶段。

5）型号：视种类不同而有所差别。一般类型的植入物依据其直径不同分为大、中、小共3种；再按其长度，每型又有3种规格，因此共有9种型号。

①小号：直径为14mm，长度有20、23及26mm三种规格。

②中号：直径16mm，长度亦有20、23及26mm三种规格，以前路手术多用。

③大号：直径18mm，长度与前者相同，在后路手术中较少使用，可用于椎节较大及椎节过松病例的前路施术。

（3）病例选择：

1）手术适应证：主要用于下腰椎不稳症患者。具体要求如下：

①年龄：以18岁以上的成年人为宜。

②临床症状特点：若患者站立或行走时出现腰和（或）下肢症状，平卧后症状消失或明显减轻则表明其具有行椎节融合术的基本条件。

③全身状态：要求患者体质及精神状态良好、术后能合作。

2）手术禁忌证：

①椎体滑脱：超过Ⅰ度以上的腰段或腰骶段椎节滑脱而又未行椎节复位固定者。

②施术椎节有病变者：例如椎节感染、椎节终板硬化及肿瘤等。

③其他：指年迈体弱、难以承受手术及精神状态欠佳、术后难以合作者。

（4）术前准备：

1）患者准备：除按腰椎后路或前路手术常规进行术前各项准备外，主要是对施术椎节做详细的影像学测量获取正确数据以便于选择相应型号的植入物。

①X线摄片：主要为后前位及侧位。

②CT或MRI检查：测定椎节前后径长度及观察周围组织状态。

2）选择相应尺寸的植入物：

①长度：椎节前后径小于30mm者，选用20mm长度的Cage；椎节前后径大于32mm者，则用26mm的Cage；椎节前后径介于30～32mm之间者可选用23mm规格的Cage，要求Cage距椎节前缘及后缘均大于3mm。前路施术时Cage的长度一般较大。

②直径：对椎节狭窄者，选用14mm规格；对椎节明显松动不稳者，一般用16mm规格。前路手术时可酌情选用16mm或18mm规格，原则上要求植入物能支撑椎节的正常高度，并嵌入上下椎体内各2～3mm。

3）术前检查：除前述的影像学检查外，尚应注意以下内容：

①详细的病史：包括现病史及过去史。既往有手术史者，可因瘢痕组织的存在而增加手术的难度，易出现并发症；曾有脊髓造影或椎管内药物注射史的病例，易伴有粘连性蛛网膜炎而影响手术疗效。

②全面的体格检查：除用于确诊的全面查体外，尤其应注意神经系统方面的检查，包括肌力感觉及反射等，并详细记录，以便手术前后对比。肥胖、身材矮小及腰部畸形常会增加手术的难度及并发症，发生率在双椎节以上病变者，疗效亦受影响。

③必要的辅助检查：包括血、尿便常规，出、凝血时间，肝肾功能，心电图及其他相应的影像学检查等。

（5）后路手术步骤

1）麻醉：以全身麻醉为宜，亦可选用局部麻醉或硬膜外麻醉，但后两者对腰部肌肉放松的效果较差。

2）体位：取俯卧位，酌情选用弓形架。

3）切口：后路正中纵形切口长度为12~16cm。

4）显露病变椎节：依序切开诸层分离双侧骶棘肌，显露棘突两侧椎板及椎板间隙，切开棘上及棘间韧带后再切除黄韧带，即显露患节硬膜囊。

5）Cage植入技术（以CHTF植入物为例）

①插入锯芯：先用尖刀将施术椎节后纵韧带横形切开，用髓核钳摘除内容物，再将直径9mm的第三代锯芯插入椎间隙，深度为15mm。一般从侧后方插入较为安全，但需避开（或牵开）脊神经根。

②环锯钻孔：选用与锯芯配套的环锯套至锯芯外方并向深部钻入，其深度可根据锯心上的刻度掌握一般为25~30mm。

③摘除椎节内组织：当环锯探至25~30mm时，应连同椎节内组织一并取出，包括椎节内的髓核、软骨板及其下方的骨质。术时应注意保护硬膜囊及脊神经根，为避免伤及两侧的神经根及其周围血管，可选用相应型号的C拉钩，或垫以棉片加以保护，之后用髓核钳摘除椎节内的残留组织，并用冰盐水冲洗干净。

④用丝锥攻出椎节内螺纹阴槽：选用同型号的椎节内螺纹模具——丝锥，沿椎节环锯钻孔的方向均匀用力向深处攻入，深度为25~30mm。而后旋出，清除残留物，并冲洗干净。

⑤旋入Cage：用Cage装入器将选好的界面植入物（腔内为碎骨块充填），按顺时针方向植入椎间隙内，其前后位置以距椎体前缘3mm为宜，上下方位置应呈对称状，使植入物上下两侧均匀地嵌入至上下椎体骨松质内，以便新骨长入。视椎节长短及Cage规格不同，可旋入1枚或2枚，之后将局部冲洗干净，术野留置吸收性明胶海绵1块或2块。

⑥依序缝合切开诸层：术毕，检查局部有无异物存留，再次冲洗后，依序缝合切开诸层。

（6）前路手术步骤：

1）麻醉：多选用全身麻醉或硬膜外持续麻醉。

2）体位：仰卧位，术侧腰部略垫高10~15°。

3）切口：根据病情及施术者习惯不同，可酌情选择以下切口中的一种。

①前旁正中切口：主要用于体形较瘦者，按常规消毒、铺单后，沿腹直肌鞘外缘（为避开下腹部大血管多自左侧进入，但对病变在右侧者仍以右侧进入为妥）切开皮肤、皮下组织，并用治疗巾缝合保护术野后，沿腹直肌鞘外侧缘内侧0.5~1.0cm处，先纵向切开腹直肌前鞘之后，将腹直肌推向内侧暴露腹直肌后鞘（其下方甚薄，在分离时应注意），将其纵向切开即达腹膜外。

②前正中切口：即沿中线切开，暴露腹膜外间隙，较前者少用。

③斜行切口：系常规的下腹部麦氏手术切口，视施术椎节部位不同而使切口偏向

上方或下方，切开皮肤和皮下组织，并用治疗巾缝合保护切口，剪开腹外斜肌鞘膜及分离肌纤维后，用直血管钳头部穿过手术野中部的腹内斜肌及腹横肌，并与助手相互交替地将肌肉向两侧分开达腹膜外方（切勿过深）。当可伸入手指时术者一手持刀柄，另一手用手指（食指和中指）将腹内斜肌及腹横肌深部肌肉向患者头侧分离，术者与助手各持一中弯血管钳在距裂口1.5cm处将该组肌肉对称钳夹、切断并结扎缝合，如此反复多次达切口长度而终止之后，用手指将腹膜及内脏推向右侧。

下腰椎的定位一般多无困难，主要根据腰骶角这一较为明确的解剖特点。为避免错误，术中尚应摄片或在C臂X线机透视下定位。

4）保护或结扎邻近血管：由于多提倡侧方（一般均系左侧）入路，因此无误伤对性功能起主导作用的骶中神经的机会。对侧方的血管支应用带线的棉片加以保护，如果其腰动脉或静脉支（或其分支）妨碍手术操作，则需在充分暴露的情况下用长直角钳将该血管游离后，贯穿中号结扎线做双重结扎。当证明结扎线确实将其剪断后，之后用包以棉垫的大S拉钩将椎体前方的大血管轻轻牵向对侧，并充分显露椎体侧方。

术中应注意骶前静脉丛。当其远端受压后，由于静脉丛腔内空虚而塌陷呈闭合状，其外观与一般腹膜后组织无异，因此易在分离时将其撕破或切开（误认为前纵韧带等）而引起大出血。一般均可避免，万一发生，采用吸收性明胶海绵压迫即可达止血目的，并注意补充相应的血容量。

5）摘除髓核：对同时伴有髓核后突或早期脱出者，应在置入Cage前将病变的髓核摘除（无髓核病变者则无须此步骤）。具体操作如下：

①切开前纵韧带：以病节椎间隙左侧为中点（相当于椎体侧方中部）用长柄尖刀将前纵韧带做"十"字形切开，长度约2cm×2cm，并将其向四周剥离以显露出纤维环外层的纤维。

②切开纤维环：再用尖刀将纤维环软骨做"十"字形切开，深度为5~7mm。

③摘除髓核：多在牵引下操作。具体步骤为：先用小号带刻度的髓核钳按预定深度（腰5、骶1及腰4~5处，一般为2.5~3.0cm）沿椎间隙边向深部插入，边将内容物向外缓慢拔出，一般系残留于椎间隙内的髓核组织；与此同时，突出至椎管内的髓核已呈碎裂状，应反复多次，并更换中、大号髓核钳，尽可能彻底地将其摘除。操作时应自浅部逐渐伸向深部。

由于椎间隙呈中央厚边缘薄的扁平状形态，因此当髓核钳达椎间隙后缘时可有阻力感，且不易穿过（在非使用暴力情况下），故较为安全。

对残留的小碎块或在椎间隙狭窄者，可选用特种薄型髓核钳摘除之，但操作时应注意切勿过深，一般将口径相当的一段导尿管套在髓核钳柄预计深度处，以便于观察，于5分钟后再次摘除残留的髓核，此系日本著名脊柱外科专家中野升提出的经验。此时多可取出残留的髓核组织且其体积并不碎小。此可能系当大块髓核摘除后椎间隙由于压力降低而将椎管内或椎间隙边缘处的碎块吸至中部之故。

④以冰等渗氯化钠注射液冲洗局部：确认髓核摘除完毕后，用5℃~10℃的冰等渗氯化钠注射液反复冲洗椎间隙，以清除椎间隙内细小的碎块。

⑤吸收性明胶海绵置入：将吸收性明胶海绵一小块分2次做成条状，插至椎间隙后方的后纵韧带前方。

6）界面内固定器植入技术：与后路手术相比较为简便，但应注意植入物的位置及方向，具体操作步骤如下所述。

①环锯钻孔：取外方直径为11、13或15mm的环锯（前者为小号，后两者分别用于采用中号或大号植入物者）沿原切口，于前纵韧带下方钻入椎节中部，切取椎间隙组织以及上下椎板和部分骨松质后，对取出的组织进行观察并将骨组织留做植骨用。

②旋出椎节内阴槽：选用与植入物大小相当的螺纹模具（丝锥），沿环锯钻孔方向均匀用力向深部钻入。在椎节上下两端呈对称状均匀旋入达预定深度（25~30mm）后即旋出，并清理术野。

③旋入界面内固定装置：将相应型号的Cage植入物（腔内有碎骨块嵌入）套至装入器上，按顺时针方向钻至深部使其恰巧卧于椎体中部，并注意上下、左右及前后方向的对称或是取斜行插入。

根据临床经验，每个椎间隙置入1枚Cage即可。后路手术分左右各置入1枚；亦可采取斜行植入的方式，视病情及医师习惯而定。但手术操作需将椎体前方血管牵向左侧，切开前纵韧带自椎节前方锯骨、植入。其操作要领同后路手术。

④缝合切开的前纵韧带：局部用冰盐水反复冲洗后，留置吸收性明胶海绵，将切开的前纵韧带以粗丝线缝合。

⑤术后处理：除按后路施术的要求定期观察外，还应按下腹部手术术后要求处理，3~6周后戴石膏腰围起床活动。

7）界面内固定的临床意义与注意事项：

①界面内固定应用的临床意义：根据临床应用发现，用于腰椎的界面内固定器具有以下意义：

a. 早期制动确实可使患者早日下床：绝大多数患者可于术后10~14天下床，并逐渐在室内外行走，减少了因长期卧床而引起的各种并发症与心理障碍。

b. 无需另行切（取）骨植骨：术中可利用切取或刮下的骨块，将其充填至内固定器腔中，通过周壁上的孔隙与施术椎节融合从而避免了取骨所引起的并发症。

c. 可使患者早日重返社会：由于患者可早日下地活动，不仅腰椎局部及全身功能康复快且可早日重返社会，从而提高了其生活质量与康复的信心。

从目前来说，上述认识表明：Cage这项用于腰椎融合术的技术无疑是具有科学性和先进性的，无论是对早期椎节的稳定还是对后期的椎节骨性融合，均具有良好的疗效，因此值得推广。

②注意事项：

a. 严格的手术适应证：任何手术均有其病例选择的标准，切不可过宽，更不可过滥。

b. 量力而行：界面内固定技术虽不十分困难，但亦要求具有相应的条件。除手术工具及植入物外，对术中的观察条件（X线透视或摄片）、术者的临床技巧和经验等，均应全面考虑。

c. 严格的手术操作程序：此项技术的每一步操作均有其相应的要求，在目前阶段尤其是对于初次开展者不应随意更改。

六、预后

下腰椎不稳症早期诊断治疗，牢固内固定，特别是界面固定装置的应用，预后能达到比较满意的效果。

参考文献

［1］侯树勋. 脊柱外科学［M］. 北京：人民军医出版社，2014.

［2］贾连顺，李家顺. 脊柱创伤外科学［M］. 上海：上海远东出版社，2014.

［3］胡有谷. 脊柱外科学［M］. 北京：人民卫生出版社，2015.

［4］胥少汀，葛宝丰，徐印坎. 实用骨科学［M］. 北京：人民军医出版社，2016.

［5］荣独山. X线诊断学［M］. 上海：上海科学技术出版社，2016.

［6］李正，王慧贞，吉士俊. 先天畸形学［M］. 北京：人民卫生出版社，2016.

［7］郭世绂. 骨科临床解剖学［M］. 济南：山东科技出版社，2016.

［8］赵定麟，等. 现代脊柱外科学［M］. 北京：世界图书出版公司，2016.

［9］金大地. 现代脊柱外科学［M］. 北京：人民军医出版社，2017.